군것질을
멈출 수 없는 사람들을 위한

간식 다이어트

OYATSU DE YASERU Copyright © 2017 Chie ANNAKA
Illustrations by Hiromi KADO All rights reserved.
First original Japanese edition published by PHP Institute, Inc. Japan.
Korea translation rights arranged with PHP Institute, Inc. Japan.
through BC Agency

이 책의 한국어 판 저작권은 BC 에이전시를 통해
저작권자와 독점계약을 맺은 북21에 있습니다.
저작권법에 의해 한국 내에서 보호를 받는 저작물이므로
무단전재와 복제를 금합니다.

군것질을
멈출 수 없는 사람들을 위한

간 식
다이어트

지은이 - 안나카 지에

21세기북스

머리말

우리 주위에는 맛있는 과자가 넘쳐난다. 백화점 식품 코너, 편의점, 슈퍼마켓 등 어디를 가도 형형색색의 먹음직스러운 과자들이 우리를 유혹한다. 직접 사지 않아도 누군가에게 선물을 받기도 하니 집이나 회사에 과자 한 봉지 없는 사람은 아마 드물 것이다.

눈에 보이는 과자를 먹지 않는 것은 어렵다. 그렇게 과자를 먹다 보면 체중이 점점 불어나 '이제 간식은 안 먹어야지!' '간식은 살찌니까 금지!'라고 생각하게 된다. 하지만 간식을 무조건 참는 것이 다이어트의 정답은 아니다. 먹는 방법만 잘 알아도 간식은 다이어트의 든든한 조력자가 될 수 있다.

이 책에서 알리고 싶은 것도 조력자로서의 간식 정보이다. 우리가 왜 과자를 맛있다고 느끼는지, 왜 많이 먹는지, 어떻게 하면 과자를 줄일 수 있는지 설명하고 다이어트에 도움이 되는 간식 먹는

법 등을 소개한다.

   달콤한 과자를 끊을 수 없어 고민하거나 과자 먹는 즐거움을 포기할 수 없는 사람은 과자를 먹을 때 몸 안에서 어떤 일이 벌어지는지 아는 것부터 시작하자. 더불어 과자를 대신할 나만의 간식을 찾아보자. 이것만 잘 알아두어도 평생 간식을 즐기면서 체중을 조절할 수 있다.

안나카 지에

차례

머리말 04

제1장 간식에 대한 오해

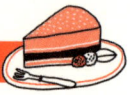

1 배고픔은 위험 신호   12
2 배가 고프면 단것이 당기는 이유   16
3 공복이 비만을 부른다   19
4 우리 몸은 살찌지 않게 되어 있다   22
5 '규칙적인 삼시 세끼'는 꿈같은 이야기   25
6 '헬시 스내킹'이라는 새로운 습관   30
7 간식은 다이어트를 돕는다   33
    <칼럼> 고혈당일 때 혈관은 출근 시간 지하철역 같은 상태!   37

제2장 간식으로 살을 빼는 간단한 방법

1 간식은 얼마나 먹으면 될까?   40
2 과자를 조금씩 멀리하는 방법   43
3 하루에 적당한 설탕 섭취량은?   46
4 간식 먹기 가장 좋은 시간   49
5 일단 카페라테와 아몬드 초콜릿부터   52
6 달달한 과자가 너무나도 먹고 싶다면   55

7 과자를 많이 먹지 않는 가장 간단한 방법	58
8 먹은 과자의 칼로리를 소모하기 위한 운동량	62
9 '멈출 수 없는 맛'의 비밀	64
10 가급적 피하고 싶은, 의존성을 높이는 스낵	67
<칼럼> 글루텐 프리는 몸에 좋을까?	71

제3장 행복감을 높이는 설탕의 본성

1 우리가 단것을 좋아하는 이유	74
2 설탕을 왜 마약이라고 할까?	77
3 과자 없이 행복 호르몬을 분출하는 방법	80
4 우울한 기분은 설탕 때문	84
5 설탕은 뇌에 나쁜 영향을 끼친다	87
6 설탕 때문에 노화가 가속된다	90
7 설탕은 염증을 자극한다	93
8 설탕보다 골칫거리인 이성화당	96
9 주스 한 병에는 각설탕 17개가 들어있다	100
10 다양한 감미료를 적재적소에 사용하자	104
11 제로 칼로리인 인공 감미료를 사용해도 살은 빠지지 않는다	110
12 일 년 동안 설탕을 끊은 어느 가족의 이야기	113
13 설탕 끊기에 동참한 경험	117
<칼럼> 목캔디는 저칼로리가 좋다	123

제4장 다이어트 성공 비결

1 칼로리 계산, 칼로리 제한은 이제 그만 — 126
2 칼로리를 제한하지 않고 살 빼는 방법 — 129
3 비만이 되는 식사법 — 133
4 주식을 고르는 법 — 136
5 당질은 하루에 어느 정도가 적당할까? — 139
6 단백질을 섭취하자 — 143
7 기름은 다이어트의 조력자 — 148
8 좋은 기름과 피해야 할 기름 — 151
9 버터나 생크림 같은 포화지방산은 멀리해야 할까? — 156
10 많이 먹어야 할 건강 식재료 — 159
11 과일을 먹자 — 162
12 비만이 되지 않는 식사법 — 166
13 스스로 건강 상태를 모니터링하기 — 173
14 몸을 더 자주 움직이자! — 177
  <칼럼> 코코넛 오일을 효과적으로 섭취하는 방법 — 181

제5장 목적별 건강 간식

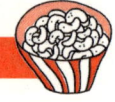

1 영양 부족일 때 먹으면 좋은 간식 — 184
2 양을 신경 쓰지 않고 먹을 수 있는 간식 — 185
3 장내 환경을 깨끗이 하는 간식 — 186

4 피로를 줄이는 간식 188
5 뇌를 활성화하는 간식 189
6 기분을 상쾌하게 하는 간식 190
7 염증을 가라앉히는 간식 191
8 식욕을 억제하는 간식 192
9 스트레스를 해소하는 간식 193
10 부종을 없애는 간식 194
11 배가 든든한 간식 195
12 오후 8시 이후에 저녁을 먹는 사람의 간식 196
13 건강 스낵에 어울리는 음료 197
14 디저트가 먹고 싶을 때 추천하는 간식 199
15 번외 편 ① 술과 어울리는 안주 200
16 번외 편 ② 200kcal 분량의 과자와 디저트 203
<칼럼> 우리는 에쿠올을 만들 수 있을까? 205

참고 문헌 206

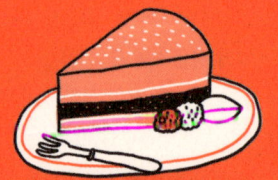

제 1 장

간식에 대한 오해

1

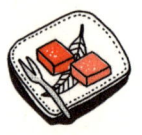

배고픔은 위험 신호

'살을 빼려면 어떻게 해야 할까?'

늘어나는 체중 때문에 고민이라면? 되도록 배고픈 상황을 만들지 말아야 한다. 배고픈 상태는 에너지원이 고갈되었다는 위험 신호이다. 뇌에서 '지금 당장 에너지가 될 만한 음식을 먹어!'라는 신호를 보낸다는 뜻이다.

배와 옆구리에 두툼하게 지방이 쌓여있어도 우리 몸은 체내에 축적된 지방을 사용하고 싶어 하지 않는다. 그렇기에 배고픔이 느껴지면 뇌는 서둘러 '큰일 났다! 이제 에너지가 다 떨어졌다고! 뭐라도 먹어!'라는 신호를 보낸다. 이 신호가 오면 우리는 소화하는 데 시간이 적게 걸리고 빠르게 에너지원이 되는 음식, 예를 들면 단것, 빵, 우동, 덮밥 등을 강하게 원하게 된다. 이것은 본능적으로 가진 욕구이다.

인류는 오랫동안 가난한 굶주림의 시대를 거쳐 진화했다. 지금처럼 언제 어디서나 먹을거리를 쉽게 구할 수 있게 된 지는 역사상 그리 오래되지 않았다. 어쩌다 많이 먹은 날은 소모하지 않은 칼로리를 지방 형태로 몸에 비축해 먹을 것이 하나도 없는 만일의 경우를 대비해야 생존할 수 있었다. 그래서 우리 몸은 체지방 소비를 최대한 뒤로 미루게 되었다. 가급적 체지방을 사용하지 않고 뭐라도 먹도록 뇌가 지시하고 그 상황을 견뎌내는 것이다.

칼로리를 공급하여 목숨을 이어가려는 식욕은 '살고자 하는' 동물에게 가장 강한 욕구이다. 이성의 힘으로는 이 욕구를 쉽게 컨트롤할 수 없다. 특히 먹는 것을 좋아하고 과자를 즐기는 사람에게 먹지 않는 행위는 큰 스트레스이다. 그러니 욕구를 이기지 못하고 무의식중에 음식을 먹었다고 자신을 탓할 필요는 없다. 그보다 공복 상태가 오래 이어지지 않도록 조절해서 먹는 게 중요하다.

이럴 때 필요한 것이 간식을 잘 먹는 법이다. 특히 체중을 줄이고 싶은 사람은 간식을 현명하게 먹으면 다이어트에 성공할 수 있다. 식사량을 줄였다가 결국 배고픔을 참지 못하고 폭식하는 사람이 있다. 그러고 나면 될 대로 되라 자포자기 상태가 되어 다이어트 전보다 오히려 살이 찌는 경우도 꽤 많다.

식욕이 생기는 과정을 이해하면 이런 악순환을 충분히 조절할 수 있다. 지금까지 다이어트에 실패한 사람도 의지가 약하거나 식탐이 있어서가 아니라 식욕을 조절하는 방법을 몰랐을 뿐이다.

※ **간식과 과자의 차이** 이 책에서는 식사와 식사 사이에 먹는 음식을 '간식', 설탕이나 지질이 많이 든 기호 식품을 '과자'라고 표현한다.

배가 고프면 본능적으로
살찌는 음식이 당긴다.

―

우리 몸은 체지방 소비를
최대한 미룬다.

―

간식을 잘 먹고
과도한 공복을 피하는 것이
다이어트의 지름길이다.

2

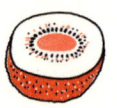

배가 고프면
단것이 당기는 이유

공복은 식욕을 강하게 불러일으키고 이성의 끈을 놓게 만든다. 왜 우리는 공복의 무서움을 이기지 못하는 것일까? 이유를 찾기 위해서는 우리 몸 안에서 어떤 일이 일어나는지 좀 더 자세히 알아볼 필요가 있다.

음식을 에너지로 바꾸기 위한 소화 활동은 음식을 입에 넣는 순간부터 시작된다. 예를 들어 밥을 먹는 경우, 이로 갈아 뭉갠 쌀과 타액의 소화 효소가 섞여 쌀의 전분이 잘게 부서진다. 그 뒤 위장으로 보내지는데, 쌀 같은 당질은 위장에서는 거의 소화되지 않는다. 위장을 지나 소장에 이르러서야 에너지원으로 사용할 수 있는 최소 단위인 포도당으로 분해되어 혈액으로 보내진다. 이렇게 만들어진 포도당이 혈액에 얼마나 흐르는지 그 양을 측정한 것이 '혈당치'이다.

혈중으로 운반된 포도당은 혈액을 타고 간이나 근육에 일시적으로 저장된다. 이곳에 저장된 포도당은 필요할 때 바로 꺼내 사용할 수 있는 것으로, 하루 기초대사량 정도인 1,500kcal 전후가 축적된다. 저장할 수 없는 포도당은 지방 세포로 운반되어 지방으로 저장된다. 이때 간이나 근육에 포도당을 저장하거나 지방 세포로 포도당을 옮기는 데 필요한 수단이 인슐린이라는 호르몬이다.

공복감은 혈중 포도당량이 감소하고 혈당치가 내려갔을 때 생긴다. 공복 신호를 보내는 것은 뇌인데, 사실 뇌는 우리 몸에서 활동량이 가장 많은 장기이다. 무게는 1.5kg 정도로 적지만 인체가 소비하는 에너지의 약 20%를 사용하는 대식

가이다. 혈당치가 내려가면 뇌가 사용할 에너지원이 줄어들기 때문에 뇌는 당황하여 '뭐라도 빨리 먹어야 해!'라는 신호를 보내는 것이다. 이때 뇌는 포도당을 원하기 때문에 단것이나 밥, 빵, 우동 등 포도당을 함유해 혈당치를 높이는 음식이 당긴다. 특히 구조가 단순해 빠르게 소장으로 이동하고, 눈 깜짝할 사이에 포도당으로 분해되어 혈액으로 이동하는 설탕에 대한 욕구가 강해진다.

※ 탄수화물은 당질+식이섬유의 총칭이다. 당질과 식이섬유는 전혀 다르게 작용하는 영양소이기 때문에 이 책에서는 탄수화물이라는 표현은 사용하지 않고 당질과 식이섬유로 나누어 표기한다.

**혈중 포도당이 감소하면
배가 고프다.**

**설탕은 먹으면
순식간에 포도당으로 분해되어
혈액으로 이동한다.**

3

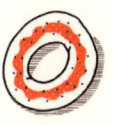

공복이
비만을 부른다

'혈당치를 높이는 당질을 먹으면 몸에 좋지 않나?'라고 생각할 수 있지만 그렇게 간단한 문제가 아니다. 인간이 지금처럼 당질을 많이 섭취하고 몸을 움직이지 않게 된 것은 최근의 일이다. 주요 이동 수단이 도보였던 옛날 사람들은 하루에 적어도 15,000보 정도는 걸었다. 또 달콤한 과자나 음료도 자주 먹을 수 없었다. 이렇게 생활하면 삼시 세끼 밥만 먹어도 그날 먹은 양을 그날에 전부 소비하기 때문에 지방으로 남지 않았다. 지금처럼 포도당이 대량으로 매일 몸에 들어와 완전히 소비되지 않는 상황은 인류 역사상 오래되지 않았으며, 우리 몸도 이런 상황에 대응할 수 있도록 진화하지 않았다.

식욕이 돋아 달콤한 과자나 밥, 빵 등 당질이 많은 식품을 먹으면 혈당치가 단숨에 확 오른다. 혈중 포도당이 급격히 증가하면 그 포도당을 적재적소에 보내기 위해 인슐린도 대량 방출된다. 대량 분비된 인슐린은 단번에 증가한 혈중 포도당을 재빨리 처리하기 때문에 이번에는 혈당치가 급격히 떨어진다. 그러면 금세 공복을 느낀다.

인슐린은 지방 세포가 지방을 흡수하는 활동을 촉진하고 체지방 분해를 억제하며 체내의 지방 생성을 활성화한다. 그래서 인슐린이 대량 분비되면 지방이 잘 축적되고 금세 공복 상태가 되는 비만 악순환에 빠지게 된다.

또 혈당치가 급격하게 오르내리면 살찌기 쉬울 뿐 아니라 집중력이 약해지고 기분이 처지는 등 정신적인 부분도 영향을 받는다. 이런 상태가 오랫동안 반복되면 혈당이 잘 조절되지 않아 당뇨병 등 심각한 건강 문제를 일으킨다. 특히 동양인은 서양인보다 인슐린 분비 능력이 떨어지기 때문에 식후 고혈당이나 비만에 주의해야 한다.

혈당치를 안정되게 유지하며 과도한 공복 상태를 만들지 않기, 공복을 느꼈을 때 스스로 몸에 무슨 일이 일어나는지 이해하고 혈당치를 급상승시키는 음식 먹지 않기 등 작은 실천이 건강을 유지하고 비만 악순환에서 빠져나오는 방법이다.

비만 악순환

공복 → 당질이 많은 음식 섭취 → 혈당치 급상승 → 인슐린 대량 분비 → 혈당치 급강하 & 지방 축적 → 배고픔

4

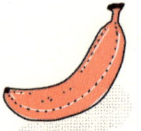

우리 몸은
살찌지 않게 되어 있다

우리 몸은 체중을 자동으로 조절해 적정하게 유지하는 기능이 있다. 주위를 둘러보면 식사나 운동에 별로 신경 쓰지 않는데 젊을 때부터 체중이 그대로인 사람이 있을 것이다. 이런 사람들은 체중 자동 조절 기능이 뛰어날 가능성이 있다. 하지만 그들이 선택받은 특수한 체질의 소유자가 아니다. 알고 보면 누구나 이런 체중 조절 능력을 갖추고 있다.

체중 조절에는 지방 세포에서 만들어지는 렙틴이라는 호르몬이 중요하다. 체지방이 증가하면 렙틴이 다량 분비되며 뇌에 신호를 보낸다. 신호를 받은 뇌는 식욕을 억제하며 지방을 활발하게 연소시켜 체중을 원래대로 되돌리려고 한다. 몸이 이렇게 훌륭한 기능을 갖추고 있는데 우리가 살찌는 이유는 렙틴이 작용하기 어려운 상황이 생기기 때문이다.

렙틴이 작용하기 어려운 원인은 '혈당치의 급상승'이다. 혈당치의 급상승은 모든 방면에서 몸의 작용을 교란하고 비만을 초래한다. '포만 호르몬'이라고도 하는 렙틴을 늘리고 작용하기 쉽게 만들려면 다음 세 가지가 중요하다.

- 단백질 제대로 섭취하기
- 몸 자주 움직이기
- 8시간 수면 취하기

🍬
―

우리에게는 적정 체중을
유지하는 기능이 있다.

―

혈당치의 급상승으로
체중 조절 기능이 둔해진다.

―

몸의 체중 조절 시스템은
충실한 식사, 운동, 규칙적인
생활을 통해 올바르게 작동한다.

5

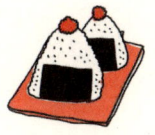

'규칙적인 삼시 세끼'는 꿈같은 이야기

 혈당치 변동을 줄이려면 하루 세 번, 정해진 시간에 규칙적이고 영양가가 풍부한 식사를 해야 한다. 혈당치가 떨어지거나 공복일 때 혈당과 비슷한 수준이 되려면 3~5시간 정도 지나야 한다. 식후 완전히 소화되고 공복을 느낄 무렵 다음 식사를 하는 것이 이상적이라는 뜻이다.

 이렇게 생각하면 규칙적인 세끼란 7시 아침 식사, 12시

점심, 오후 6시 저녁 식사이다. 이때 배가 고프다고 당질이 많은 식사를 하면 안 된다. 고기나 생선, 채소 등으로 구성된 영양 만점 식사를 해야 한다. 하지만! 요즘 같은 시대에 누가 그렇게 먹을 수 있을까. 정부 기관이나 학회에서 제시한 이상적인 세끼 식사를 볼 때마다 나조차도 '현실적으로 불가능한 이야기'라는 생각이 든다. 과연 이렇게 할 수 있는 사람이 있을까?

규칙적인 식사를 위한 행동

- 출퇴근 시간이 짧은 곳에 살면서 천천히 아침밥 먹고 출근하기
- 점심에 회사 구내식당에 가거나 반찬이 골고루 든 도시락 갖고 다니기
- 매일 정시에 퇴근하기
- 집에 돌아오면 균형 잡힌 저녁밥 바로 먹기

현대 사회에서 이런 일들은 정말 꿈같은 이야기이다. 나는 직업상 다양한 식사 기록을 보는데, 식사와 식사 사이가

5시간 정도이며 규칙적이고 영양 잡힌 세끼를 섭취하는 사람은 주로 어린이나 고령자이다. 한창 일하는 청장년층 중 이렇게 식사할 수 있는 사람은 극히 드물다. 오히려 아래와 같은 장면이 현실에서 자주 볼 수 있는 상황이 아닐까?

현실적인 식생활

- 전날 밤에 늦게 자거나 술을 많이 마셔 식욕이 없기 때문에 아침을 먹지 않고 그대로 출근한다.
- 굶는 게 몸에 좋지 않을 것 같으니 일단 사무실 책상에서 주스와 주먹밥을 먹고 근무한다.
- 점심에는 면류나 덮밥을 후다닥 먹고 사무실로 돌아온다.
- 저녁 즈음 피로가 몰려오고 배도 고프면 '혈당치를 올려 힘을 내자!' 하는 마음으로 과자를 집어먹는다.
- 오후 8시, 퇴근할 무렵 다시 배가 고프고 식욕이 폭발하여 이성을 잃고 먹는다.

고개를 끄덕끄덕하며 공감할 사람이 많을 것이다. 하지만 일단 세끼를 챙겨 먹는 것만으로도 다행이다. 옛날 사람들보다 밖에서 생활하는 시간이 길고 집 안에 있는 시간이 짧아진 요즘 '규칙적인 삼시 세끼'로 혈당치 변동을 줄이는 일은 매우 어렵고 현실적이지도 않다.

특히 저녁 식사가 문제다. 회사 점심시간은 대부분 12시경이 많기 때문에 그래도 괜찮지만, 저녁 식사를 오후 6시쯤 하는 사람은 별로 없다. 오후 6시는 실제로 많은 사람이 아직 일하고 있는 시간이거나 막 퇴근을 하는 시간이다.

12시경 점심을 먹고 오후 7시 이후 저녁 식사를 하면 당연히 배가 고프다. 공복을 참지 못하고 초저녁에 당질 덩어리인 과자를 먹어도 다시 쉽게 배가 고파지기 때문에 저녁 식사량은 줄어들지 않는다. 이런 악순환을 해결하는 데 필요한 것이 '건강한 간식'이다.

식사와 식사 사이
이상적인 간격은 3~5시간이지만
현대인에게는 매우 어려운 일이다.

12시경에 점심, 오후 7시 이후
저녁 식사를 하는 사람은
점심과 저녁 사이 건강한 간식을 먹자.

6

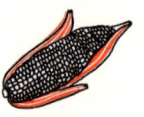

'헬시 스내킹'이라는 새로운 습관

저녁 식사 시간이 오후 7시 이후거나 식사 전에 배가 고픈 사람이 건강하고 영양가 높은 간식을 먹으면 혈당치 변동을 줄이고 비만을 방지할 수 있다. 그러니 간식을 먹는다고 무조건 죄책감을 느낄 필요는 없다.

최근 미국에서는 식사 사이에 건강한 간식을 먹어 공복을 줄이고 스트레스 없이 다이어트하는 '헬시 스내킹(Healthy

Snacking)'이 화제를 모으고 있다. 유명 모델이나 스타일 좋은 셀럽들의 식습관이라는 이유로 더욱 높은 관심을 받으며 주목받는 시장이 되었다.

헬시 스내킹으로 기대할 수 있는 효과

- 배고픔이 가시기 때문에 다음 식사에서 과식하거나 아무 음식이나 먹는 일을 피할 수 있다.
- 건강한 식품을 간식으로 먹으면 대사에 필요하거나 부족한 영양소를 보충할 수 있어 미용이나 건강에 도움이 된다.
- 기력이 떨어지는 상태를 방지해 정신적, 육체적으로 활기차게 지낼 수 있다.
- 혈당치가 안정되어 집중력이나 사고력을 강화할 수 있다.
- 혈당치의 급격한 변화를 방지하며 피로감이나 권태감을 줄일 수 있다.

현재 헬시 스내킹이라는 습관은 미국뿐 아니라 세계 각국에서 주목을 받고 있다. 식품 제조회사에서 건강한 간식 제품을 개발하고 편의점에 건강한 식품이 늘어나는 것 또한 이런 추세를 반영한 것이다.

간식 = 살찐다

간식 = 먹지 않는 편이 좋다

간식 = 과자

이런 구태의연한 생각을 버리고 헬시 스내킹을 다이어트와 건강관리에 활용해보면 어떨까? 그래도 달콤한 과자나 포테이토칩이 눈앞에 아른거린다면, 제2장에서는 이런 과자를 어떻게 먹으면 좋은지 설명하겠다.

**간식을 먹는다고
죄책감을 느끼지 않아도 된다.**

**건강한 간식은 다이어트와
건강관리에 필요하다.**

7

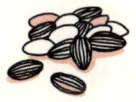

간식은
다이어트를 돕는다

　같은 양의 식사라면 하루 세 번보다 다섯 번으로 조금씩 나누어 먹는 게 살이 빠진다는 연구 결과가 있었다. 이것은 식사와 식사 사이에 간식을 권하는 근거로 자주 언급된다. 그러나 2015년 미국 캘리포니아 주립대학교 연구 그룹은 다른 해석을 내놓았다. 그들은 과거에 실시된 개입 연구 15가지를 총망라해 분석했다. 그 결과, 같은 양을 먹는 경우 식사 횟수를 늘려도 체중은 줄지 않는다는 사실이 보고되었다. 유감스럽지만 조금씩 나누어 먹는다고 살이 빠지지는 않는 것이다. 하지만 이 연구에서도 식사 횟수를 늘리면 공복감을 줄이는 효과는 있다고 시사했다.

그럼 헬시 스내킹을 한 경우 살이 빠질까, 빠지지 않을까. 2013년 미국과 오스트레일리아의 연구자들이 발표한 연구 중 아몬드를 사용한 실험이 있었다. 이 연구에서는 당뇨병 예비군 137명을 ①식사하면서 아몬드를 먹는 그룹, ②간식으로 아몬드를 먹는 그룹, ③실험 기간 중 견과류를 먹지 않는 조건 이외에는 식사에 제한이 없는 그룹으로 나누어 4주간 실험한 후 체중과 혈당치 등의 변화를 조사했다. 첫 번째, 두 번째 그룹은 하루에 43g(250kcal)의 아몬드를 먹었는데, 다음과 같은 결과가 나왔다.

아몬드를 먹은 그룹의 결과

① 칼로리 섭취량이 증가했음에도 불구하고 체중이 늘지 않았다.

② 식후 혈당치 상승률이 낮고, 특히 간식으로 먹은 그룹에서 이러한 경향이 뚜렷했다.

③ 실험 기간에 공복감이나 식욕이 별로 없고, 특히 간식으로 먹은 그룹에서 식욕 억제 효과가 가장 많이 보였다.

이 연구를 통해 아몬드라는 건강한 식품을 간식으로 먹으면 혈당치 상승을 막고 식욕이 억제된다는 사실을 확인할 수 있다. 간식을 먹는다고 살이 빠지지는 않지만, 이런 결과를 보면 '간식=살찐다'의 공식도 틀렸을뿐더러 간식은 공복감을 줄이고 식욕을 조절하는 데 도움이 된다는 것도 알 수 있다.

그밖에도 과자 대신 건강한 간식을 먹는 실험이 있었는데 혈당치가 개선되고 실험이 끝난 후 과자 섭취량이 줄어 식생활이 건강해지는 경향을 보였다. 이런 연구는 길어봤자 두 달 정도이지만 장기간에 걸쳐 헬시 스내킹 습관을 들이면 얻을 수 있는 효과는 더 커질 것이다.

같은 양을 먹는 경우
식사 횟수를 늘려도 체중은 줄지 않는다.

건강한 식품을 간식으로 먹으면
혈당치 상승을 막고 식욕을 억제할 수 있다.

공복감을 줄이고 식욕을 조절하는 데
도움이 되는 간식을 먹는,
헬시 스내킹 습관을 기르자.

고혈당일 때 혈관은
출근 시간 지하철역 같은 상태!

    혈당과 혈관, 인슐린의 관계는 실제 무슨 일이 일어나는지 눈에 보이지 않아 좀처럼 와닿지 않는다. 그럴 때는 혈관을 지하철 플랫폼, 혈당을 승객, 인슐린을 역무원, 지하철을 지방 세포로 바꾸어 생각해보자.

    오후의 한적한 플랫폼. 승객들이 플랫폼에 적당히 있다면 몇 명의 역무원이 여유롭게 승객을 관리할 수 있다. 하지만 출근 시간처럼 승객이 바글바글하면 역무원도 증원되어야 하고 최대한 많이 태우기 위해 승객들을 꾹꾹 밀어 넣는 중노동이 필요하다. 이런 상황이 매일 몇 번이고 계속되면 역무원은 지쳐서 승객들을 태울 수 없고, 결국 출근하지 못하게 된다. 이것이 당뇨병 상태이다.

    공복일 때 당질을 단숨에 많이 섭취했다면 몸이 '출근 시간의 혼잡한 플랫폼'이라고 상상하며 몸에 가해지는 부담을 떠올려보자.

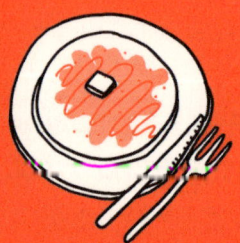

제 2 장

간식으로 살을 빼는 간단한 방법

1

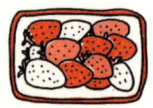

간식은 얼마나 먹으면 될까?

하루 적정 간식량은 필요한 총 칼로리의 10%이다. 하루에 필요한 칼로리는 성별, 연령, 체격, 활동 강도에 따라 개인차가 있지만, 책상에서 일하는 경우 평균 체격의 30~40대 여성은 약 1,650kcal, 남성은 약 2,300kcal이다. 그래서 일본 영양사협회나 문부과학성에서는 구분하기 좋게 200kcal를 적당한 간식의 기준량으로 정했다.

200kcal는 과자 같은 기호 식품을 먹을 때의 기준량이기도 한데, 하루에 이 정도라면 영양 밸런스를 유지하면서도 과자를 즐길 수 있다. 하지만 매일 과자를 200kcal만큼 먹는 것은 어린이에 비해 대사가 떨어지고 운동도 별로 하지 않는 성인에게는 너무 많다. 게다가 제3장에서도 자세히 설명하겠지만 과자는 먹어도 금세 배가 고프고 계속해서 먹고 싶은 악순환을 일으켜 혈당치에도 나쁜 영향을 끼친다. 우선 '간식=과자'라는 단순한 개념을 버리자. 그리고 '간식=공복 시간이 길어지지 않도록 혈당을 조절하고 몸에 필요한 영양소를 보충하는 음식, 건강과 미용을 위한 영양 보고', '과자=어쩌다 가끔 즐기는 것'으로 생각을 바꾸어야 한다.

　헬시 스내킹 규칙에도 한 번에 먹는 간식량으로 200kcal를 권장한다. 단, 건강한 간식이어야 한다. 200kcal의 범위에서 단백질이나 비타민, 미네랄이나 식이섬유가 다량 함유된 음식을 먹어야 한다는 뜻이다. 간식 횟수는 라이프스타일에 맞추어 하루에 1~2회, 식사 사이 시간이 오래 비는 타이밍에 먹는 것이 좋다.

🍬
―

하루 적정 간식량은
필요한 총 칼로리의 10%이다.

―

적당한 간식의 기준량은
200kcal이다.

―

건강한 간식을 하루에 1~2회,
식사 사이 시간이 오래 비는
타이밍에 먹는다.

―

단백질, 미네랄, 비타민, 식이섬유가
함유된 건강한 간식을 먹어야 한다.

2

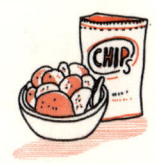

과자를 조금씩 멀리하는 방법

　간식으로 과자를 먹는 것이 최고의 기쁨인 사람에게 간식을 건강한 음식으로 바꾸라는 말은 청천벽력 같은 이야기일 수도 있다. 금연과 마찬가지로 간식도 확 끊고 습관을 바꿀 수 있는 사람, 서서히 줄여야 정신적인 부담이 적고 편한 사람 등 개인마다 성향이 다르다.

　예전에 식사 카운슬링을 한 고객 중에도 "과자를 끊으라니 말도 안 돼요."라고 강하게 저항한 사람이 여럿 있었다. 하지만 이야기를 나누다 보면 그들도 "먹으면 안 된다는 건 알고 있어요." "과자는 몸에 나쁘잖아요." "아무래도 끊어야겠지요?"라고 이미 스스로 답을 알고 있었다. 계속해서 과자를 많이 먹으려는 강한 신념을 가진 사람은 본 적이 없다.

그럼에도 과자를 갑자기 끊기 어렵다는 사람에게 다음과 같은 방법을 제안한다.

- 일단 음료수부터 끊는다.
- 항상 먹던 과자를 조금씩 적게 먹는다.
- 좋아하는 과자 중에서 비교적 당질이 적은 제품을 고른다.
- 건강한 간식을 먹고 20분 지난 후 과자를 먹는다.
- 가능한 한 과자를 가까운 곳에 두지 않는다.
- 과자를 너무 많이 먹었을 때의 기분이나 분위기를 떠올리고 기록한다. 되도록 같은 상황을 만들지 않도록 한다.

스스로 할 수 있는 일부터 시작해보자. 의외로 과자를 줄이기 시작하면 먹지 않아도 아무렇지 않다는 사실을 깨닫는다. "과자는 절대로 끊을 수 없어요. 중독된 것 같아요."
라는 사람도 이런 방법을 조금씩 시도해보면 얼마 후 "과자를 잊고 지내는 날도 있더라고요."라고 천연덕스럽게 말하게 될 것이다.

🍬

**과자를 너무나도 좋아하는 사람은
일단 음료수부터 끊어보자.**

**과자를 줄이기 시작하면
먹지 않아도 아무렇지 않다는
사실을 깨닫는다.**

3

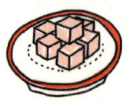

하루에 적당한 설탕 섭취량은?

하루에 먹는 설탕의 양은 어느 정도가 적당할까? WHO(세계보건기구)가 비만이나 당뇨병, 충치를 예방하기 위해 권장하는 하루 설탕 섭취량은 총 칼로리의 5% 미만이다. 하루에 필요한 칼로리가 2,000kcal인 사람의 설탕 섭취량은, 칼로리의 5%인 25g이 된다. 그런데 한국인의 설탕 소비량은 1인당 약 72.1g(2013년 기준)이다. WHO의 권장량을 훨씬 웃도는 설탕을 섭취하고 있는 셈이다.

　설탕 25g은 그래뉴당※인 경우 2큰 술 정도의 양이다. 설탕은 과자 외에 요리나 조미료에도 들어가기 때문에 WHO의 권장량인 5%를 목표로 하려면 과자에 할당되는 양은 1큰 술 정도뿐이다. 실제 과자로 따지면 다음과 같은 양이다.

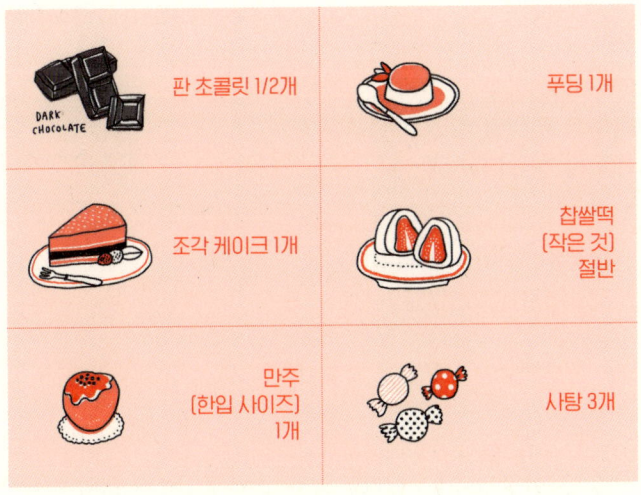

※ **그래뉴당** 싸라기설탕 중 결정이 가장 작은 설탕

이 정도는 차와 함께 먹기에 적당하다. 100kcal 전후여서 다른 건강한 식품을 먹을 여유도 있다. '난 도저히 단것은 못 끊겠어.'라는 사람은 일단 이 분량을 목표로 단맛을 조금씩 줄여보자. '단것은 맛있지만 조금만!'. 이것이 어른답게 간식을 즐기는 법이다.

**하루에 적당한 설탕 섭취량은
2큰 술 정도이다.**

**일단 하루에 먹는 과자를
푸딩 1개로 줄여보자.**

4

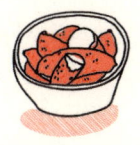

간식 먹기
가장 좋은 시간

 옛날에는 아침과 저녁, 하루에 두 끼를 먹고 오후에 배가 고프면 2~4시쯤 간식으로 주먹밥, 찐 감자나 고구마를 먹었다. 생리학적인 면에서 보면 이 시간대는 간식을 먹기에 가장 좋은 타이밍이다.

 최근 진행된 인간의 체내 시계와 생체 리듬에 관한 연구에 따르면 내장의 움직임이 활발하고 호르몬과 소화액 분비가 많은 시간과 적은 시간이 있다고 한다. 또 약의 효과도 시간대에 따라 달라 효과가 가장 높은 시간을 측정하여 투약하는 등 질병 치료에도 생체 리듬이 도입되고 있다.

체내 시계와 생체 리듬의 관계는 영양학에서도 주목을 받는데, 이를 '시간 영양학'이라 부른다. 시간 영양학에서 간식 시간을 따져보면 위장의 움직임과 인슐린을 분비하는 췌장의 활동이 가장 활발한 오후 3시 반 전후가 좋다. 이때 당질의 소화도 가장 활발히 이루어진다. 그래서 달콤한 과자를 먹고 싶다면 오후 3시 반쯤을 추천한다.

그럼 과자는 간식으로 먹는 것이 나을까, 식후 디저트로 먹는 것이 나을까? 이에 관해서는 간식으로 먹어야 혈당치 변동이 적다는 연구 보고가 있다. 그러니 과자를 먹는다면 식후 디저트보다 오후 간식이 낫다.

헬시 스내킹을 할 경우, 식사와 식사 사이가 6시간 이상인 타이밍에 한 번 먹는 것이 이상적이다. 식사와 간식 사이, 간식에서 다음 식사 사이는 3시간 정도가 적당하다. 또 점심이 12시이고 저녁 식사가 오후 9시 이후로 식사 사이가 긴 경우 오후 3시와 6시쯤 두 번 먹어도 된다. 아니면 오후 5시나 6시에 헬시 스내킹 2회분 정도의 양으로 가벼운 식사를 해도 좋다.

식사와 식사 사이라고 해도 저녁과 아침 사이, 즉 야식은 금물이다. 밤 8시 이후에는 대사가 떨어져 칼로리 소비가 원활하지 않아 쉽게 지방이 되기 때문에 가급적 먹지 않는 것이 좋다.

**단것은 식후 디저트보다
오후 3시 반쯤 간식으로 먹는다.**

5

일단 카페라테와 아몬드 초콜릿부터

현대인은 영양 부족이다. 먹을거리가 넘치는데 영양 부족은 도무지 해결될 기미가 보이지 않는다. 칼슘 부족이라는 말도 자주 언급된다. 하지만 부족한 영양소는 칼슘만이 아니다. 철이나 아연, 마그네슘, 칼륨도 목표치에 미치지 못하고 당질을 에너지로 바꾸는 데 필요한 비타민B군을 비롯한 각종 비타민도 부족하다.

이렇게 영양 부족이 된 이유 중 하나는 현대인이 빵이나 밥, 우동 등 당질 중심의 식사를 하기 때문이다. 흰 빵이나 백미는 비타민과 미네랄 등 영양분이 있는 맥아를 제거하고 정제되었기 때문에 영양 부족을 가져온다.

현대인에게 부족한 영양소로 잘 알려진 칼슘을 보충하려면 요구르트나 치즈, 카페라테 등의 유제품을 간식으로 섭취하는 게 좋다. 유제품은 칼슘을 보충할 뿐 아니라 혈당치가 잘 오르지 않는다는 장점이 있다. 당질도 유제품과 함께 먹으면 혈당치 상승이 억제된다. 또 비타민B군도 과자를 잘 먹는 사람에게 부족한 비타민이다. 비타민B군에는 비타민B1, B2, B6 등 전부 8종류가 있는데, 이들은 서로를 도우며 팀으로 활동하기 때문에 '군'으로 묶는다. 이 비타민B군은 견과류에 많이 들어있다.

고기나 생선도 간식으로 좋은데 대다수 사람들이 '이런 걸 어떻게 간식으로 먹어?'라고 생각한다. 특히 간식으로 과자를 즐기던 사람에게 갑자기 건강한 음식을 먹으라고 하면 거부감이 들 수도 있다. 다이어트를 한다고 무리하게 갑자기 건강한 음식을 고르면 오히려 신경이 날카롭고 예민해질 수 있다는 연구 결과도 있다. 그러니 일단 카페라테와 아몬드 초콜릿으로 헬시 스내킹을 시도해보자. 이 조합이라면 과자를 먹고 싶은 욕구를 참지 않아도 되고 부족한 칼슘과 식이섬유를 보충할 수도 있다. 한 번에 먹는 양으로는 카페라테 한 잔과 아몬드 초콜릿 4~5알이 적당하다.

**부족하기 쉬운 칼슘을 보충하려면
요구르트나 치즈 등의 유제품을
간식으로 먹는다.**

**카페라테 한 잔과 아몬드 초콜릿 4~5알로
헬시 스내킹을 시도해보자.**

6

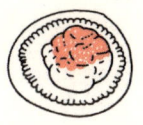

달달한 과자가
너무나도 먹고 싶다면

 헬시 스내킹을 하다가도 가끔은 케이크 한 조각, 포테이토칩 한 봉지가 그리운 날이 있다. 그럴 때는 앞뒤 식사와 다음 날 식사의 당질을 줄이고 조절해서 먹으면 된다.
 케이크를 하나 먹었다고 치자. 중간 정도의 크기라면 300~400kcal이다. 작은 밥그릇에 가볍게 담은 밥 한 그릇이 180kcal이므로 케이크 하나면 밥 두 그릇 분량이다. 그러면 앞뒤 식사에서 밥 한 그릇만큼의 당질을 줄이면 된다. 케이크 등의 과자류는 당질과 지질은 많지만, 그것을 태우거나 몸에서 배출하는 데 필요한 비타민, 미네랄, 식이섬유는 거의 없다. 그래서 케이크를 먹은 경우, 대사를 돕기 위해 다음 식사에 추천하는 메뉴가 바로 돼지고기 샤부샤부이다.

돼지고기는 당질의 대사에 필수적인 비타민B1, 지질의 대사에 필수적인 비타민B2가 매우 풍부하다. 비타민B군은 살코기에 많이 들어있기 때문에 지방이 많은 삼겹살보다 뒷다리살이나 앞다리살을 고른다. 여기에 채소와 버섯을 듬뿍 넣은 샤부샤부를 먹으면 케이크를 먹어 부족했던 영양소를 보충할 수 있다. 냄비 요리는 채소를 많이 먹을 수 있기 때문에, 금세 배가 부르고 만족도가 높은 데 비해 칼로리와 당질은 낮다. 케이크를 먹은 만큼 앞뒤 식사에 밥이나 우동 같은 당질은 피하자. 이렇게 조절하면서 과자를 먹는 '행복한 날'은 한 달에 두 번으로 제한한다. 과자나 케이크는 특별한 날에만 즐기면서 먹는 것으로 습관을 바꿔보자.

🍬
―

달달한 간식이 너무 먹고 싶을 때는
앞뒤 식사와 다음 날 식사의
당질을 줄여서 조절하자.

―

케이크를 먹으면 다음 식사는
돼지고기 샤부샤부로!

―

과자를 먹는 '행복한 날'은
한 달에 두 번으로 제한하며,
습관을 바꿔보자.

7

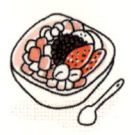

과자를 많이 먹지 않는 가장 간단한 방법

 과자를 많이 먹지 않는 가장 간단한 방법은 '근처에 두지 않는 것'이다. 너무 당연한 말이지만 이 방법은 의외로 중요하다. '과자를 눈에 보이지 않는 곳에 뒀더니 먹는 양이 줄었다'는 사실을 밝힌 연구도 있다. 미국 일리노이대학교에서는 여성 비서 40명을 대상으로 다음과 같은 조건에서 4주간 행동을 조사했다.

○ 책상 위 유리그릇 안에 초콜릿을 둔 경우

○ 책상 위 불투명한 그릇 안에 초콜릿을 둔 경우

○ 유리그릇 안에 초콜릿을 넣고 책상에서 2m 정도 떨어진 곳에 둔 경우

○ 불투명한 그릇 안에 초콜릿을 넣고 책상에서 2m 정도 떨어진 곳에 둔 경우

그 결과, 초콜릿을 먹은 빈도가 가장 높은 것은 책상 위 유리그릇 안에 둔 경우로, 불투명한 그릇에 든 경우보다 2배나 되었다. 그리고 먹은 양이 가장 적은 것은 불투명한 그릇 안에 초콜릿을 넣고 떨어진 곳에 둔 경우였다.

또 구글사의 직원들을 대상으로 한 연구에서도 간식을 둔 휴게실에서 가까운 곳에 있는 사람과 먼 곳에 있는 사람의 간식 섭취량이 약 69%나 차이가 났다. 물론 가까운 곳에 있는 사람이 69%나 많은 간식을 섭취한 것이다.

배가 고플 때 외에도 시각적인 자극을 받으면 식욕이 살아난다. 그렇기 때문에 간식을 많이 먹는 사람은 간식을 보이지 않는 곳에 두고 언제든 쉽게 먹을 수 없는 상황을 만들어야 과식을 방지할 수 있다. 그러나 너무 멀리 떨어진 장소,

예를 들면 집 밖에 세워둔 차의 트렁크 같은 곳에 두면 오히려 자주 가지러 갈 수 없다는 점에서 스트레스를 받는다. 그래서 한 번에 많이 갖고 와 버리기도 한다. 그러니 많이 먹을 것 같은 음식은 언제든 가지러 갈 수 있지만 조금 떨어져 보이지 않는 곳에 두는 것이 좋다.

과식을 방지하는 또 한 가지 방법은 '간식을 잘 보면서 먹기'이다. 우리는 텔레비전이나 컴퓨터, 스마트폰을 보면서 과자를 먹곤 한다. 그런데 뇌는 시각적인 정보에서도 만족을 얻는다. 무엇을 얼마나 먹었는지 보면서 먹지 않으면 만족감을 얻지 못하고 많은 양을 먹어버린다. 미국 코넬대학교의 연구 중 시각과 만족도에 관한 것이 있다. 이 연구에 따르면 같은 양의 식사라도 큰 접시보다 작은 접시에 담으면 포만감이 빨리 생겨 먹는 양이 20%나 줄어든다고 한다.

과자를 가까이에 두지 않기, 음식을 잘 보고 먹는 데 집중하기! 사소하지만 이것이 과자를 많이 먹지 않기 위한 두 가지 규칙이다.

배가 고플 때 외에도
시각적인 자극을 받으면
식욕이 살아난다.

과자는 '언제든 가지러
갈 수는 있지만 조금 떨어져서
보이지 않는 곳'에 둔다.

먹을 때는 음식을 잘 보면서 먹어야
과식을 방지할 수 있다.

8

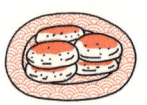

먹은 과자의 칼로리를 소모하기 위한 운동량

 사실 성장기를 지나 일상생활에서 별로 움직일 기회가 없는 성인에게 간식으로 케이크 같은 필요 이상의 칼로리를 섭취할 여유는 없다. 양이 조금이라면 생활하면서 조절할 수 있지만, 크림을 듬뿍 바른 커다란 케이크라면? 어릴 때처럼 대사가 활발하지 않은 성인이 그 칼로리를 온전히 소비하기란 너무나도 힘든 일이다. 나는 종종 "케이크를 먹어도 되는 사람은 먹고 나서 10km를 달릴 수 있는 사람뿐"이라고 말한다. 농담이 아니라 진짜 그 정도의 칼로리 소비가 필요하다. 큰 케이크나 과자, 빵, 포테이토칩 한 봉지는 대략 400~500kcal이다. 그러니 케이크나 포테이토칩에 자꾸만 손이 간다면 일단 먹기 전에 얼마나 운동해야 그 칼로리를 소비할 수 있는지 냉정하게 생각해야 한다.

**체중이 60kg인 사람이
500kcal를 태우는 데 필요한 운동량**

- 달리기 시속 8km로 1시간
- 웨이트 트레이닝 1시간 20분
- 자전거 적당한 속도로 1시간 20분
- 요가 3시간 10분
- 걷기 2시간 15분
- 수영(평영) 1시간 30분
- 골프 라운딩 1시간 40분
- 필라테스 2시간 40분

**과자의 유혹에 넘어갈 것 같다면 과자를 먹고 나서
2시간 동안 걷기 운동을 할 수 있는지 생각해보자.**

9

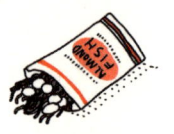

'멈출 수 없는 맛'의 비밀

　누구나 '조금만 먹어야지.'하고 과자 봉지를 뜯었다가도 몇 개 먹다 보면 자꾸만 손이 가서 결국은 한 봉지를 다 비운 경험이 있을 것이다. 배가 고프지 않아도 먹는 것을 '멈출 수 없는 맛'의 비밀은 기름과 당, 그리고 감칠맛이다.

　기름은 적은 양으로 에너지원이 되는 고칼로리의 고마운 식품이다. 그래서 기름을 섭취하면 뇌로부터 보상을 받는 것처럼 느낀다. 당에 대해서는 제3장에서 더 자세히 설명하겠지만 당 역시 우리에게 쾌락을 준다. 기름과 당에 감칠맛이 더해지면 중독적인 맛이 된다. 게다가 우리는 짠맛도 좋아하기 때문에 이 네 가지가 합쳐진 과자를 먹으면 통제 불능의 상태가 된다.

기름과 당, 감칠맛, 짠맛은 각각 천연 식품에도 들어있지만, 가공식품에 비하면 너무 삼삼하여 뇌를 자극하지 못한다. 포테이토칩의 원재료인 감자도 그냥 찌기만 하고 아무 간을 하지 않으면 많이 먹을 수 없다.

인간은 맛있는 음식에 대한 욕구가 강해 천연 식품을 정제하고 단맛이나 기름, 감칠맛 등을 농축하여 뇌를 더 자극하는 제품을 만들어냈다. 여전히 식품회사는 소비자가 많이 먹고 계속해서 구입하는 맛을 찾아 제품을 개발한다. 이렇게 중독되는 맛을 멀리하려면 일단 혼자 과자 봉지를 뜯지 말아야 한다. 또 평소에도 천연 재료 그대로의 풍미를 살려 조리해 먹는 것이 좋다. 미각이 자연스러운 맛에 길들여지면 스낵 같이 고도로 정제된 가공식품을 먹었을 때 인공적인 맛이나 위화감을 느낀다. 건강한 간식을 먹는 것부터 시작하여 자연스러운 맛을 맛있다고 느끼는 미각을 키우자.

기름 × 당 × 감칠맛 × 짠맛
= 중독되는 맛

자꾸 먹고 싶은 맛은
자연스러운 맛이 아니라
인공적으로 만들어진 맛이다.

10

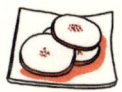

가급적 피하고 싶은, 의존성을 높이는 스낵

2015년 미국 미시간대학교가 의존성을 높이는 식품에 관한 연구 결과를 발표했다. 우선 대학생 120명을 대상으로 예일대학교에서 작성한 식품 의존도 측정 테스트를 받게 했다.

이 테스트는 다음 질문 외에 식사 행동과 심리적 영향 등에 관한 25개의 질문이 있고, 자신이 어느 정도에 해당하는지 답하는 형식이었다. 그 결과, 학생 중 92%에게 먹고 싶은 욕구가 강하고 끊기 어려운 식품이 있었다. 또 식품 의존증이라고 할 정도의 학생이 7%였다.

**예일대학교가 작성한
식품 의존도를 측정하는 테스트의 질문 항목**

질문	예	아니오
① 먹기 시작하면 멈추지 못하고 많이 먹어버리는 식품이 있다.		
② 배고프지 않아도 먹게 되는 식품이 있다.		
③ 기분 나쁠 정도로 과식하는 식품이 있다.		
④ 그만 먹거나 먹는 양을 줄이면 불안해지는 식품이 있다.		
⑤ 온종일 먹는 식품이 있다.		
⑥ 너무 많이 먹어서 나른해지거나 피로하고 시간을 낭비했다고 느끼는 식품이 있다.		
⑦ 집에 없으면 다른 음식이 있어도 일부러 사러 갈 정도로 먹고 싶은 특정 식품이 있다.		

그다음에는 학생들에게 35가지 식품 사진 중 2장씩 보여주고 어느 쪽이 자신에게 나쁜 영향을 미치는지 고르게 했다. 그 결과 1위는 초콜릿, 2위는 아이스크림, 3위는 프라이드 포테이토로 10위권이 전부 인스턴트식품이었다. 반대로 나쁜 영향이 별로 없다고 대답한 식품 1위는 콩, 2위는 브로콜리, 3위는 오이로 건강한 식품이었다. 또 398명을 대상으로 추가 실험을 했더니 의존성이 높은 식품 베스트 10은 아래와 같았다.

**미시간대학교 연구에서 밝혀진
의존성이 높은 식품 베스트 10**

① 피자	⑥ 프라이드 포테이토
② 초콜릿	⑦ 치즈 버거
③ 포테이토칩	⑧ 설탕이 든 탄산음료
④ 쿠키	⑨ 케이크
⑤ 아이스크림	⑩ 치즈

이 연구를 보면 고도로 가공된 식품에 의존도가 높다는 사실을 알 수 있다. 또 지방이 많은 식품이나 혈당치를 쉽게 올리는 식품이 의존성을 높인다고 추측할 수 있다. 이런 식품과는 거리를 두고 되도록 가까이하지 말아야 한다.

**가공식품, 지방이 많은 식품,
혈당치를 높이는 식품에 대한
의존에서 벗어나야 한다.**

칼럼

글루텐 프리는 몸에 좋을까?

　세계적인 테니스 선수인 노박 조코비치가 식생활을 글루텐 프리로 바꾸고 놀라운 활약을 한다거나 유명 모델이 글루텐 프리를 실천한다는 등 최근 '글루텐 프리'와 관련된 이야기를 자주 듣는다.
　글루텐이란 밀가루에 들어있는 단백질의 일종이다. 원래 글루텐 프리 식사는 글루텐을 먹으면 자기 면역 질환을 일으키는 셀리악병 환자나 조코비치 선수처럼 글루텐 알레르기가 있는 사람이 주로 했다. 그러나 밀은 건강한 사람의 혈당치도 금세 오르게 하고 의존성이 높은 음식이기 때문에 요즘에는 미용이나 건강에 관심이 많은 사람도 글루텐 프리 식사를 실천하고 있다.
　이 식사법은 제한이 많기 때문에 일부러 할 필요가 있는지는 의문이지만 평소에 빵이나 면 같은 밀가루 식품을 많이 먹는 사람이라면 시도해볼 만한다. 단, 어떤 식사법이든 유행만 좇지 말고 자신의 체질에 맞는지 잘 알아보고 시작하자.

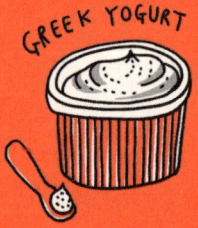

제 3 장

행복감을 높이는 설탕의 본성

1

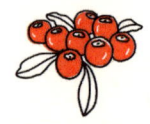

우리가 단것을
좋아하는 이유

　우리는 언제부터 단맛을 좋아했을까? 바로 '엄마의 배 속에 있을 때부터'이다. 배 속의 아기를 관찰한 실험에서 양수에 포도당을 주입하자 태아가 입을 오므려 단맛을 빨아들이는 모습이 확인되었다. 아기는 태어난 후에도 입가에 단맛을 대면 미소를 짓고 쓴맛이나 신맛에는 얼굴을 찌푸린다. 즉, 성장 과정에서 맛의 호불호는 달라지지만, 단맛을 좋아하는 감각을 갖고 태어난다는 것이다. 자연계에서 단맛이야말로 인류가 안전하게 살기 위한 필수적인 미각이다. 단맛에 의지해서 먹을 것을 찾으면 에너지원을 확보할 수 있고 쓰디쓴 독극물을 피할 수 있다.

또 우리가 단맛을 좋아하는 이유는 단것을 먹으면 뇌로부터 보상을 받을 수 있기 때문이다. 우리 입안에는 맛을 느끼는 기관인 미뢰(혀에 있는 돌기 모양의 미각 세포로 꽃봉오리 모양으로 모여 있는 형태)가 5,000개 정도 있다. 그 미뢰 하나하나에 단맛을 느끼는 수용체가 있는데 그것들이 뇌의 쾌락 영역과 이어져 있다. 단것을 먹는 순간 '아~ 행복해!'라고 느끼는 이유가 여기에 있다.

하지만 그런 단맛이 좋은 것만은 아니다. 엄마의 혈당치가 높으면 탯줄을 통해 태아에게 포도당이 다량 공급되기 때문에 태아의 인슐린 분비도 증가한다. 이런 환경에 놓인 아기는 태어날 때부터 우량아이거나 태어난 후에도 비만이 될 가능성이 많다. 엄마가 비만이면 아이도 뚱뚱할 확률이 높은데, 유전이나 식생활 외에 이런 영향도 있기 때문이다.

단맛이야말로 인류가 안전하게
살기 위해 필수적인 미각이다.

―

단것을 먹으면 뇌로부터
보상을 받을 수 있다.

―

단맛이 좋은 것만은 아니라는
사실을 잊으면 안된다.

2

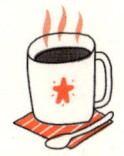

설탕을 왜 마약이라고 할까?

설탕은 포도당으로 분해되지만, 밥의 전분에 비해 혈당치를 빨리 높인다. 혈당치가 높아지고 포도당이 뇌에 도달하면 기분이 좋아진다. 뇌가 필요로 하는 포도당이 재빨리 공급되어 뇌로부터 쾌감이라는 '보상'을 받기 때문이다. 이것이 우리가 혈당치를 급상승시키는 음식을 먹으면 피로가 풀린다고 느끼거나 기분이 좋아지는 원리이다.

설탕을 먹었을 때 뇌가 내보내는 보상 중 하나가 도파민이라는 물질인데, 이것은 각성제나 마약처럼 뇌의 회로를 자극해 쾌감을 불러온다. 또 모르핀과 비슷한 효과를 가진 베타 엔도르핀이라는 뇌 내 마약 물질도 분비된다. 배가 불러도 단 음식이 당기는 이유는 우리 몸이 이런 쾌락을 원하기 때문이다.

도파민에는 의욕을 불러일으키고 집중력을 높이는 각성제 같은 효과가, 베타 엔도르핀에는 스트레스나 통증, 슬픔을 치유하는 효과가 있다. 기운을 내야 할 때, 스트레스나 슬픔을 느낄 때 단것이 당기는 이유는 이런 작용 때문이다.

하지만 설탕이 주는 행복감은 그리 오래가지 않는다. 일시적으로 기분이 좋아져도 곧 혈당치가 뚝 떨어져 다시 기분이 가라앉는다. 그리고 또 단것이 먹고 싶어지는 악순환이 반복된다. 때문에 어떤 전문가는 설탕에도 마약처럼 의존성이 있다고 주장한다. 설탕의 의존성을 알아보기 위한 실험을 했는데, 설탕을 먹은 쥐들은 계속해서 단맛을 원하고 설탕을 주지 않았을 때 금단 증상을 일으켰다. 인간에게도 이런 중독 증상이 나타나는지 연구를 통해 확인되지는 않았지만, 설탕은 분명 위험하고도 매력적인 맛을 가진 식품이다. 어디에서나 쉽게 구할 수 있고 많이 먹는다고 누가 뭐라 하지도 않는 설탕. 그래서 설탕에 더 쉽게 중독되는지도 모르겠다.

**설탕을 먹으면 쾌감이 생기고
스트레스나 통증을 해소하는
호르몬이 분비된다.**

**혈당치가 올라가면 기분은
좋아지지만 일시적일 뿐이다.**

3

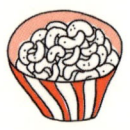

과자 없이 행복 호르몬을 분출하는 방법

설탕은 뇌의 쾌락 영역을 자극해 우리에게 행복감을 준다. 하지만 설탕 외에도 우리를 행복하게 만드는 호르몬을 발산하는 방법은 많다.

배가 고프지 않은데 단 음식이 먹고 싶은 것은 뇌가 치유나 쾌감을 원하기 때문이다. 곧바로 단것을 먹지 말고 다른 방법을 시도해보자.

정신적인 스트레스 해소에 도움이 되는
베타 엔도르핀을 내는 방법

● 운동하기	단 20분 만이라도 운동하면 베타 엔도르핀 양이 증가한다. 집안일이나 회사 일로 평소에 자주 움직이는 사람은 행복한 기분을 많이 느끼는 경향이 있다.
● 즐거운 일 생각하며 웃기	즐거운 생각을 할 때, 무언가를 즐길 때, 웃을 때 베타 엔도르핀이 분비된다.
● 명상하기	명상 중 마음이 편할 때 베타 엔도르핀이 분비된다.
● 스킨십하기	허그 등 스킨십은 베타 엔도르핀 분비를 촉진한다. 마사지도 좋다.

의욕을 넘치게 하는 도파민 증가시키는 방법

● 운동하기	정기적인 운동은 뇌의 도파민 저장량을 늘린다.
● 좋아하는 음악 듣기	좋아하는 음악을 들을 때 기분이 좋아지는 이유는 도파민이 방출되기 때문이다.

● 고기나 생선, 대두 제품이나 달걀 자주 먹기	도파민은 식사 시 섭취하는 단백질 성분에서 생성된다.

행복 호르몬, 세로토닌을 증가시키는 방법

● 아침에 햇볕 쬐기	햇빛은 눈을 통해 뇌를 자극하고 세로토닌의 분비를 활성화한다.
● 걷기	세로토닌을 증가시키려면 일정한 리듬을 반복하는 운동이 좋다. 걷기 외에도 자전거나 라디오 체조, 댄스도 추천한다.
● 고기, 생선, 대두 제품이나 달걀, 견과류 먹기	이 식품들은 세로토닌의 재료가 되는 트립토판을 다량 함유한다.
● 껌 씹기	무언가를 자주 씹으면 세로토닌이 활발하게 분비된다.
● 라벤더나 장미 향 맡기	아로마에도 세로토닌을 증가시키는 효과가 있다.

🍬
―

단 음식을 먹고 싶은 것은
뇌가 치유를 원하기 때문이다.

―

단것을 먹지 않아도
뇌를 치유할 방법은 많다.

4

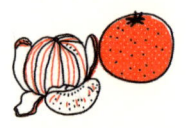

우울한 기분은 설탕 때문

"단것을 정말 좋아하고 먹으면 행복해요. 하지만 감정 기복이 심하고 우울해지거나 불안할 때도 많아요."

이런 사람은 평소에 설탕을 과도하게 섭취하지 않는지 의심해봐야 한다. 달콤한 과자나 음료수를 자주 먹는 사람은 혈당치 변동이 심하다. 이런 현상이 계속되면서 혈당조절이 잘 되지 않는 사람에게 일어나는 증상 중 하나가 저혈당이다.

저혈당일 때는 기분이 처지거나 불안하고 집중력이 없어지며 의욕이 생기지 않는다. 또 심장이 두근거리고 떨리는 등 공황장애 같은 증세를 보인다. 저혈당증이 오면 설탕을 많이 먹어도 뇌는 계속 에너지 부족 상태이다. 그래서 뇌가 정상적으로 활동하지 못해 다양한 증상이 일어난다.

실제로 설탕을 과다 섭취하면 우울증도 초래할 수 있다. 당분을 많이 섭취하면 뇌 건강에 필수적인 뇌유래 신경영양인자(BDNF)라는 물질의 분비가 억제된다. 우울증에 걸린 사람은 BDNF가 적게 분비된다. 당뇨병인 사람이 우울증에 걸릴 확률이 높은 이유도 BDNF 분비의 영향 때문이다.

우울한 기분을 날려버리려고 단 음식을 먹으면 기분이 일시적으로 좋아질지 몰라도 길게 보면 저혈당증이나 우울증 같은 병에 걸릴 수 있다는 사실을 명심하자.

과자나 음료수를 자주 먹는 사람은
혈당치 변동이 심하다.

당분을 많이 섭취하면 뇌 건강에 필수적인
뇌유래 신경영양인자(BDNF)라는
물질의 분비가 억제된다.

단 음식을 너무 많이 먹어서
혈당 조절이 잘 되지 않으면
우울증에 걸릴 확률이 올라간다.

5

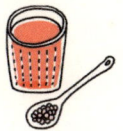

설탕은 뇌에 나쁜 영향을 끼친다

설탕은 '재빨리' 포도당으로 바뀌기 때문에 뇌의 영양분이 된다. 그래서 '설탕은 뇌에 필수!'라는 선전 문구도 있다. 분명 틀린 말은 아니지만, 포도당이 되는 것은 설탕뿐 아니라 쌀이나 밀 같은 곡류, 채소, 콩 등 다른 식품에 들어있는 당질도 마찬가지이다. 오랫동안 굶어서 죽을 것 같을 때나 소화가 되지 않을 정도로 중병인 경우를 제외하고는 음식을

'재빨리' 포도당으로 바꿀 필요는 없다.

비만을 방지하고 건강을 지키려면 '재빨리' 포도당이 되지 않는 음식을 먹어야 한다. 이 사실의 중요성은 여러 연구에서 밝혀진 바 있다. 설탕처럼 바로 포도당으로 바뀌는 음식을 많이 먹을 경우 뇌에 미치는 나쁜 영향을 알아두자.

설탕을 과다 섭취할 경우 뇌에 미치는 나쁜 영향

- 혈당치가 정상 범위 내에 있어도 혈당치가 높은 사람은 낮은 사람에 비해 기억력이 떨어지는 경향을 보인다.

- 고혈당인 사람은 뇌의 기억을 담당하는 부분인 해마가 위축된다.

- 당뇨병에 걸리면 해마뿐 아니라 뇌 전체가 위축된다.

- 당뇨병에 걸려 뇌가 위축되면 치매에 걸릴 위험이 커진다.
  (당뇨병에 걸리면 치매가 올 위험은 2배 이상 올라간다.)

- BDNF의 분비가 감소하고 우울증이나 알츠하이머에 걸릴 위험이 커진다.

🍬
―

**비만을 방지하고 건강을 지키려면
'재빨리' 포도당이 되지 않는
음식을 먹어야 한다.**

―

**설탕처럼 바로 포도당으로 바뀌는
음식을 많이 먹을 경우
뇌에 나쁜 영향을 미친다.**

6

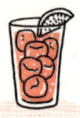

설탕 때문에 노화가 가속된다

 떡에 설탕과 간장을 발라 구우면 달고 좋은 향이 퍼지며 색도 노릇노릇해 먹음직스럽다. 이것은 당과 아미노산이 반응해서 일어나는 메일라드 반응 때문이다. 메일라드 반응으로 인해 빵도 갈색으로 구워지고 밥도 눋는데, 이때 당화 종말 산물(AGE)이라는 물질이 생성된다. 그런데 이 AGE가 노화를 촉진한다. AGE는 우리 몸 안에서도 만들어지며 이런 현상을 '몸이 당화된다'라고 표현한다.

과자나 주스를 매일 먹으면 몸 안에 당이 남는다. 그러면 남은 당은 몸속 여기저기에서 단백질과 결합하고, 서서히 체온으로 따뜻해지면서 AGE가 된다. 우리 몸은 피부, 혈관, 장기, 뼈 등 전부 단백질로 이루어졌기 때문에 AGE가 몸 안에서 만들어져 축적되면 온몸의 노화를 촉진한다.

특히 치명적인 영향을 받는 것이 콜라겐 섬유이다. 피부에 AGE가 축적되고 당화가 진행되면 콜라겐 섬유의 탄력이나 유연성이 손실되어 피부는 탄력을 잃고 축 처진다. 혈관도 콜라겐 섬유를 따라 느슨해져서 동맥경화가 발생할 수도 있다. AGE가 축적되지 않으려면 혈당치의 급상승을 피해야 한다. 혈당치를 급상승시키는 설탕을 많이 먹으면 일시적인 쾌락은 얻을 수 있지만 노화 속도를 스스로 앞당기는 것과 다름없다.

당과 아미노산이 반응해
당화 종말 산물(AGE)을 생성한다.

AGE가 몸 안에 축적되면
노화가 촉진되고 피부 탄력을 잃는다.
혈관도 느슨해져 동맥경화가 발생할 수도 있다.

AGE의 축적을 막으려면
혈당치의 급상승을 피해야 한다.

7

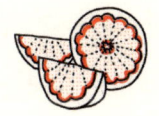

설탕은 염증을 자극한다

이쯤 되면 단것을 좋아하는 사람은 듣기 거북할지도 모르겠다. 하지만 설탕의 실체에 대한 이야기는 아직 남아있다. 설탕을 과다 섭취하면 비만이나 당뇨병에 걸릴 수 있고 몸 안에 생긴 염증을 자극하기도 한다.

염증이라고 하면 벌레에 물려 몸이 울긋불긋해지는 모습이 떠오른다. 가려워서 긁으면 피부는 점점 붉어지고 염증은

더 심해진다. 이렇게 긁어대는 행동을 설탕때문이라고 생각해보자.

원인이 염증인 질병은 많다. 혈관의 염증으로 생기는 질병은 동맥경화나 심근경색이고, 뇌의 염증으로는 알츠하이머가 발병하고, 만성 염증이 발전하면 암이 된다. 벌레에 항상 똑같은 곳을 물려 긁고 염증이 계속되면 그 부위의 세포가 암으로 변한다고 상상하면 이해하기 쉽다. 예를 들어 위장에 필로리균(위장에 서식하며 위염, 위궤양, 십이지장궤양 등을 유발하는 균)이 있으면 만성적인 위염이 생긴다. 이 염증이 계속되어 위장 점막의 세포가 점점 커지면 위암이 된다.

설탕처럼 혈당치를 높이는 당질을 많이 먹으면 염증을 자극하는 물질인 인슐린과 IGF(인슐린 유사 성장 인자)가 대량 방출된다. 이들은 염증을 자극할 뿐 아니라 암 종양을 자라게 한다. 그뿐 아니라 당화로 생긴 AGE도 세포를 공격해서 염증을 일으키고 자극하는 원인이 된다.

우리 몸에는 매일 염증이 조금씩 생긴다. 하지만 그런 염증을 가라앉히고 회복하는 능력도 있다. 가급적 염증이 생기지 않는 생활을 하면 회복력도 높아지고 큰 병으로 이어지지 않는다. 하지만 평소에 설탕을 많이 먹으면 염증 회복이 더뎌지고 큰 질병에 노출될 수 있다.

🍬
—

**설탕을 많이 먹으면
염증 회복이 더뎌지고
큰 질병에 노출될 수 있다.**

—

**설탕을 많이 먹는 습관은
몸 안의 작은 불씨를
큰 화재로 만들어버린다.**

8

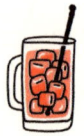

설탕보다 골칫거리인 이성화당

우리가 자주 먹는 주스나 과자의 식품 성분 표시를 보면 대부분 포도당 과당 액당, 과당 포도당 액당이 사용된다. 과당의 함유량에 따라 명칭은 달라지지만 주스나 과자, 조미료, 절임 반찬, 가공식품 등 여기저기에 들어있는 이 골칫덩어리 설탕이 '이성화당'이다.

이성화당은 과당과 포도당으로 이루어지며 소화할 필요

가 없기 때문에 일반 설탕보다 몸에 잘 흡수되고 혈당치도 빨리 높인다. 이것은 1960년대 설탕 부족으로 고민하던 일본에서 개발되어 1970년대 미국을 중심으로 폭발적으로 확산된 신종 설탕이다. 미국에서는 HFCS(High Fructose Corn Syrup, 액상 과당)라고 한다.

이성화당은 옥수수나 감자, 고구마 등 전분을 재료로 하였으며, 화학 처리해 당을 추출했기 때문에 일반 백설탕보다 저렴하게 생산할 수 있다. 설탕에 비해 싸고 가격 변동도 없으며, 자당이 주성분인 설탕보다 단맛이 강하기 때문에 순식간에 다양한 식품에 사용되었다.

그런데 최근 이 이성화당에 들어있는 과당이 문제가 되었다. 과당은 과일에 들어있는 당으로, 과실의 '과'라는 글자 때문에 건강한 이미지가 떠오른다. 사실 과일에 들어있는 만큼만 과당을 섭취하면 문제가 없다. 우리 몸은 그 이상의 과당을 섭취하지도 못한다. 인간이 진화하는 과정에서 과당을 섭취할 수 있는 음식은 과일 정도였으며, 심지어 많이 먹을 수도 없었기 때문이다.

과당은 포도당과 달리 체내에 흡수되면 혈액으로 보내지지 않고 그대로 간으로 운반된다. 그래서 과당은 직접 혈당치를 높이지는 않는다. 혈당치에 영향을 주지 않으니 몸에 좋다고 생각할 수 있지만, 혈당치가 올라가지 않는 만큼 뇌에서 만족하지 못해 오히려 많이 섭취한다는 단점이 있다. 또 직접적으로 혈당치를 높이지는 않지만, 인슐린이나 렙틴의 활동을 억제하고 중성 지방을 증가시켜 비만을 일으킨다. 게다가 과당은 몸을 당화 시키고 노화를 일으키는 AGE로 변하는 속도도 포도당보다 몇 배나 빠르다.

그리고 한 가지 더, 이성화당의 원료로 유전자 변형 옥수수가 주로 사용된다는 점도 알아두어야 한다. 유전자 변형 식품은 유전자 변형 표시 의무가 있는 것과 그렇지 않은 식품, 함유량에 따라 표시할 필요가 없는 것 등 규칙이 복잡하다. 이성화당은 유전자 변형 식품이 원료로 사용되어도 표시할 의무가 없다. 그래서 건강을 따져 식품을 구매하는 사람도 이성화당으로 인해 자신도 모르는 사이에 유전자 변형 식품을 먹게 된다.

※

—

많은 가공식품에
이성화당이 사용된다.

—

이성화당의 원료로
유전자 변형 옥수수가 주로 사용된다.

—

이성화당은 인슐린이나
렙틴의 활동을 억제하고
중성 지방을 증가시켜 비만을 일으킨다.

9

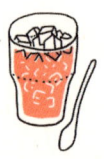

주스 한 병에는
각설탕 17개가 들어있다

2016년 WHO는 비만을 줄이는 정책으로 설탕이 첨가된 청량음료에 담배처럼 세금을 부과하는 방침을 각국에 제시했다. 미국에서는 이 '탄산음료세(또는 설탕세)'가 주에 따라 부과되고 있으며, 영국에서도 도입될 전망이다. WHO는 설탕이 든 탄산음료의 소비량이 줄면 전 세계적으로 증가하는 비만이나 당뇨병, 충치로 고통받는 사람들이 줄어들 것이라고 호소했다.

　탄산음료에는 주로 이성화당이 사용된다. 이성화당에는 과당이 들어있는데, 차가운 온도에서 단맛이 더 강하게 느껴지고 뒷맛은 산뜻한 특징이 있다. 500㎖ 페트병에 든 일반 청량음료에는 한 병당 60g 정도의 당이 들어있다. 이것은 각설탕으로 따지면 약 17개 분량이다. 각설탕 17개를 녹인 설탕물 500㎖는 엄청나게 달아 마시기 어렵다. 그런데 이렇게 많은 설탕이 든 청량음료를 거침없이 꿀꺽꿀꺽 마실 수 있는 이유는 이성화당의 분자 구조가 일반 설탕과 다르기 때문이다.

　이성화당은 포도당과 과당이라는 단당으로 이루어지고 각설탕 같은 백설탕은 포도당과 과당이 결합한 자당으로 이루어진다. 자당도 몸에 들어가면 소장에서 포도당과 과당으로 분해되기 때문에 결국 이성화당과 같다고 생각할 수 있지만 먹는 단계에서는 맛이 달라진다. 이성화당은 설탕에 비해 달콤한 느낌이 없고 산뜻하며 감칠맛이 나기 때문에 설탕보다 많이 먹게 되는 위험이 있다.

전 세계적으로 이성화당이 확산되며 청량음료 용기도 점점 커졌다. 옛날에 200㎖였던 주스 병이 350㎖ 캔이 되었고 지금은 500㎖ 사이즈도 많다. 약 40년 만에 2.5배나 분량이 늘어난 셈이다. 식사하다 목이 마르다고 이런 음료를 마시면 어마어마한 당을 섭취하게 된다.

최근 우리 몸은 고형 식품에 비해 음료수 같은 액체의 칼로리는 잘 인식하지 못하는 것 같다. 예를 들어 고칼로리의 햄버거나 피자를 먹을 때 칼로리가 높은 탄산음료를 함께 마셔도, 몸은 탄산음료의 칼로리를 섭취했다고 인식하지 못할 가능성이 있다. 머지않아 음료수병에도 담배처럼 '많이 마시면 비만이 될 수 있습니다'라는 주의 문구가 붙는 날이 올지 모르겠다.

청량음료 500ml에는
각설탕 17개 분량의 당이 들어있다.

산뜻한 맛인 이성화당 때문에
당분이 넘치는 주스도
맛있게 마실 수 있으니 주의하자.

음료수 같은 액체의 칼로리도
놓치면 안된다.

10

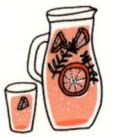

다양한 감미료를 적재적소에 사용하자

식물이나 과일 등에 들어있는 단맛 성분을 추출한 감미료의 종류는 다양하다. 각각 특징과 함유된 영양소가 다르기 때문에 차이를 알고 용도에 따라 적절하게 사용하자.

● **백설탕**

주성분은 자당이다. 그래뉴당이나 상백당 등의 백설탕은

사탕수수나 사탕무를 원료로 하여 불순물을 제거하고 순수한 단맛만 느낄 수 있도록 정제한 것이다. 하지만 불순물을 제거하는 과정에서 비타민이나 미네랄 등 식물이 본래 가진 영양소도 손실된다. 현미가 백미로 정미 되면 비타민이 풍부한 맥아나 식이섬유가 소실되는 것과 같다.

삼온당은 백설탕을 만들 때보다 가열 공정이 많기 때문에 옅은 갈색을 띠지만 영양가는 백설탕과 비슷하다. 비타민이나 미네랄은 거의 없다고 보면 된다.

● **흑설탕**

주성분은 자당이다. 사탕수수의 즙을 조린 흑설탕에는 당질을 분해하는 데 필요한 비타민B1이나 판토텐산, 철, 아연 등 미네랄이 들어있다. 또 설탕류 중에서 칼슘과 칼륨이 특히 풍부하다.

수수 설탕이나 첨채당(사탕무의 뿌리를 원료로 만든 설탕)은 흑설탕에 비하면 영양가는 매우 떨어지지만, 백설탕에 비하면 미네랄은 남아있다.

● **메이플 시럽**

주성분은 자당이다. 설탕단풍의 수액을 조린 메이플 시럽에도 당 분해에 필요한 칼슘 등의 미네랄이나 비타민, 폴리페놀이 들어있다. 설탕류 중에서는 흑설탕 다음으로 영양가가 풍부한 당이다. 백설탕이나 흑설탕보다 혈당치 상승이 느리다.

● **꿀**

주성분은 과당과 포도당이다. 감미료 중에서 유일하게 동물을 거친 단맛이어서 식물에서 추출한 것과는 또 다른 특징이 있다.

꿀벌은 꽃의 꿀을 모아 타액의 소화 효소로 분해한다. 그렇게 과당이나 포도당으로 분해한 것을 벌집에 모은다. 타액으로 꽃의 꿀을 분해할 때 글루콘산이라는 유기산이 생기는데, 장내 세균을 정돈하는 작용을 한다. 뉴질랜드의 마누카라는 식물의 꽃에서 채취한 마누카꿀은 항균력이 높다고 알려져 필로리균이나 인플루엔자 예방에 사용하는 연구가 진행되고 있다.

꿀은 품질의 차이가 매우 크고 원료인 꽃의 종류에 따라 영양가가 다르다. 품질 낮은 꿀은 이성화당을 섞어 양을 늘린 것도 있기 때문에 구입할 때 식품 성분 표시를 꼭 확인해야 한다. 꿀에는 비타민이나 미네랄이 많이 들어있지 않지만 백설탕이나 흑설탕보다 혈당치 상승이 느리다.

● **아가베 시럽**

주성분은 과당이며 용설란이라는 건조 지대에 서식하는 다육 식물의 수액을 모은 시럽이다. 과당 함유량이 70%를 웃도는 제품도 많고 혈당치가 잘 오르지 않아 건강한 감미료로 각광받았다. 그러나 최근 과당이 건강에 미치는 영향을 우려해 아가베 시럽 사용에 신중해야 한다는 목소리가 나오고 있다.

● **맛술**

주성분은 포도당이다. 식품 분류로는 감미류가 아닌 주류이지만 요리에 단맛을 낼 때 사용하는 경우가 많다. 맛술은 찐 찹쌀에 누룩을 섞어 숙성시킨 것이다. 누룩의 효소에 따라 찹쌀의 전분이 포도당으로 분해되어 달콤해진다. 비타민이나 미네랄은 거의 들어있지 않다. 맛술에는 알코올이 들어있기 때문에 식재료가 뭉크러지는 현상을 방지할 수 있다.

1큰 술에 들어있는 당질량

그래뉴당 12g	흑설탕 8g	꿀 17g	맛술 9g
상백당 9g	메이플 시럽 14g	아가베 시럽 15g	

식생활은 매일 반복되기 때문에 일상적으로 사용하는 단맛은 백설탕보다 흑설탕이나 메이플 시럽, 꿀 등 칼로리 이외의 영양 성분이 들어있는 것을 먹어야 한다. 그러나 이런 감미료의 주성분은 당이기 때문에 결국 많이 먹으면 몸에 좋지 않다. 각각의 단맛은 풍미도 크게 다르니 요리에 맞게 적절히 사용하자.

평소에 쓰던 백설탕을 흑설탕이나
메이플 시럽으로 바꾸어보자.

—

감미료의 주성분은 당이기 때문에
결국 많이 먹으면 몸에 좋지 않다.

11

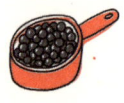

제로 칼로리인 인공 감미료를 사용해도 살은 빠지지 않는다

저칼로리 또는 제로 칼로리인 인공 감미료에 관해서는 식사 지도를 하는 의사나 영양사 사이에서도 의견이 나뉜다. 당질 섭취를 제한해야 하는 환자에게 일상생활의 즐거움을 빼앗지 않기 위해 인공 감미료를 권하는 전문가도 많다.

나 역시 특정 질병을 가진 사람이 인공 감미료를 사용하는 것은 반대하지 않는다. 하지만 건강한 사람이 다이어트를 목적으로 인공 감미료를 사용한다면 거기에 대해서는 생각이 다르다. 왜냐하면 설탕 대신 인공 감미료를 사용한다고 다이어트에 도움이 되지 않기 때문이다. 인공 감미료가 오히려 비만이나 당뇨병의 원인이 된다는 의견도 있는데, 그 이유에 대해서는 다음과 같은 여러 주장이 있다.

- 미뢰에서는 단맛을 느끼는데 혈당치는 오르지 않기 때문에 뇌가 혈당치를 올리려 하고, 이에 식욕이 생길 수 있다.
- 인공 감미료를 오랫동안 섭취하면 대사에 영향을 미칠 수 있다.
- 당뇨병에 걸리면 해마뿐 아니라 뇌 전체가 위축된다.
- 인공 감미료가 장내 세균의 대사에 문제를 줄 수 있다.

그밖에 인공 감미료가 든 탄산음료를 마신 사람에게서 우울증 증상을 많이 볼 수 있다는 보고도 있다. 물론 인공 감미료에 관한 비판적인 연구 결과는 과학적인 증거가 충분하지 않다. 또한 장기적으로 섭취할 경우 일어날 위험성에 대한 연구도 아직은 충분히 이루어지지 않았다. 역사가 짧은 음식의 안전성이 확인되려면 시간이 걸리기 때문에 거리를 두고 그 양상을 지켜보는 것이 좋다.

인공 감미료는 맛도 부자연스럽고 천연 감미료보다 맛이 없다. 인공 감미료보다 천연 감미료를 적당히 즐기는 편이 훨씬 낫다.

**저칼로리나 제로 칼로리인
인공 감미료가 다이어트에 도움이 된다는
유력한 연구 결과는 없다.**

**인공 감미료를 장기적으로
섭취한 경우의 위험성에 대해서도
아직 확인되지 않았다.**

12

일 년 동안 설탕을 끊은 어느 가족의 이야기

 2014년 미국에서 일 년 동안 설탕을 끊은 어느 가족의 체험기가 발간되어 화제가 된 적이 있다. 작가인 이브 씨는 두 딸을 둔 엄마이다. 그녀는 어릴 때부터 달달한 음식을 너무나도 좋아해 평소에도 열심히 과자를 굽곤 했다.
 그런데 어느 날, 이브 씨는 유튜브에서 캘리포니아대학교 교수가 과당과 건강에 관해 강의한 동영상을 보고 설탕을 끊기로 마음먹었다. 과당이 비만이나 여러 가지 건강 문제를 일으킨다는 사실을 안 이브 씨는 충격을 받았다. 이브 씨는 식구들을 설득해 2011년 1월부터 일 년 동안 설탕이 첨가된 음식을 먹지 않기로 했다.

이브 씨 가족의 설탕 끊기 규칙

규칙 1	백설탕이나 이성화당 외에 원당이나 꿀, 메이플 시럽 같은 감미료도 먹지 않는다. 인공 감미료나 과일 주스도 금지!
규칙 2	한 달에 한 번만 온 가족이 설탕이 들어간 디저트를 먹는다. 가족의 생일이 있는 달에는 생일을 맞이한 사람이 디저트를 고른다.
규칙 3	설탕이 조금만 들어있는 식품을 한 사람당 하나만 예외로 먹을 수 있다.
규칙 4	아이들이 생일 파티에 초대받아 친구들 모두 디저트를 먹어야 할 때는 아이 스스로 결정한다.

이렇게 설탕 끊기를 시작한 이브 씨 가족은 모든 음식에 설탕이 들어간다는 사실에 놀랐다. 달지 않은 음식, 예를 들어 빵이나 햄, 드레싱, 조미료 등에도 설탕이 사용되었다. 또 패스트푸드를 비롯해 외식을 할 때도 설탕을 피할 방법이 없었다. 이브 씨 가족은 직접 음식을 만들어 먹으며 설탕 끊기를 계속했다.

처음에는 단맛이 그리워 바나나 대추야자를 먹었지만, 서서히 단맛에 대한 욕구가 수그러들었다. 도전 초기에는 한 달에 한 번 있는 디저트 먹는 날을 고대했지만 9월쯤 되니 디저트가 너무 달게 느껴졌다. 디저트를 조금만 먹어도 두통이 생기고 컨디션이 나빠져 결국 다 먹지 못했다.

일 년 동안 설탕 끊기라는 모험을 감행한 이브 씨 가족은 설탕을 먹었던 예전보다 기분이 훨씬 좋아지고 몸도 건강해졌다고 느꼈다. 감기도 잘 걸리지 않고 아파도 금세 나았으며 두 딸은 설탕을 섭취하던 때보다 결석하는 횟수도 줄었다. 그리고 설탕 끊기를 끝내고 설탕을 가끔 먹을 때에도 단것이 별로 당기지 않는 변화가 생겼다. 병이 나았다거나 몸

무게가 줄었다는 등의 변화는 볼 수 없었지만, 꽤 흥미로운 체험기였다. 이 책은 미국 외 여러 나라에 발간되어 베스트셀러가 되었다. '설탕을 너무 많이 먹는다.' '설탕을 그만 먹고 싶다.'라고 느끼는 사람이 많았기 때문이 아닐까.

2015년의 『워싱턴 포스트』지에 따르면 미국인은 설탕을 하루 평균 126g 먹는다고 한다. 이것은 탄산음료 1ℓ만큼의 설탕으로, 한국인의 섭취량보다 1.7배나 많다.

한국은 아직 이 정도까지 설탕에 중독되지는 않았지만 WHO가 추진하는 하루 섭취량보다 많은 양의 설탕을 먹는 설탕 과다 섭취 국가이다. 우리도 일상생활에서 설탕을 줄이려는 노력을 시작해야 하지 않을까?

**일 년 동안 설탕을 끊은 가족은
몸에도, 마음에도 좋은 변화가 생겼다.**

13

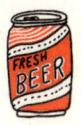

설탕 끊기에 동참한 경험

이브 씨 가족의 체험기를 읽고 나도 설탕을 끊은 후의 느낌이 궁금해서 두 달 동안 설탕 끊기에 도전해보았다. 나는 일 년에 한 번, 한 달 동안 금주하는 생활을 계속하고 있다. 술을 끊고 2주 정도 지나면 잠을 푹 잘 수 있다. 그러면 피로도 가시고 머리도 맑아져 '술은 이렇게 뇌에 영향을 주는구나.'하고 자각한다. 이렇게 한 달 동안 금주하면 술을 마시고 싶지도 않고 술을 마실 기회도, 주량도 절반 이하로 줄어든다. 이런 경험이 있기에 설탕을 끊으면 도대체 어떤 변화가 일어날까 흥미로운 마음으로 서둘러 도전했다.

나는 설탕을 끊기 전에도 설탕이 들어간 과자를 매일 먹지는 않았다. 커피나 홍차에 설탕을 넣는 습관도 없었다. 또 이성화당이 들어간 주스나 식품은 그전부터 의식적으로 피했다. 달콤한 과자는 좋아하지만, 전체적으로 설탕 섭취량이 그리 많지는 않았다. 설탕을 끊고 단 음식이 너무나도 먹고 싶어서 '이러다 오히려 스트레스만 받는 거 아니야?' 하고 조금 걱정했지만, 그런 일은 전혀 없었다(술을 끊었을 때는 너무나도 마시고 싶은 기분을 그냥 넘긴 적이 있었다).

그런데 예상외로 곤혹스러운 순간은 식사 시간이었다. 왜냐하면 조림이나 볶음, 절임이나 양념 등 음식에 설탕이나 맛술을 사용하는 경우가 많았기 때문이다. 집에서 요리할 때도 '아, 내가 생각 외로 요리할 때 단맛을 많이 사용했구나.' 하고 깨달았다.

외식할 때도 설탕이 사용되는 경우가 많았기 때문에 대부분 먹지 못했다. 소바도 국물에 설탕이나 맛술이 들어가고 스시도 밥에 설탕이 사용되니 금지. 장어도, 스키야키도 전부 금지였다. 반대로 이탈리안이나 프렌치 등의 양식에는 설탕이 별로 들어가지 않아 디저트만 조심하면 거의 다 먹을 수 있었다.

슈퍼마켓에서 물건을 살 때도 항상 식품 성분 표시를 보고 설탕류를 체크했다. 감미료는 달지 않은 식품이라도 곳곳에 사용되었다. '이런 식품에도 설탕이 들어있어?'라고 생각할 정도로 어묵이나 염장 다시마, 절임 반찬이나 조리 식품 등 가공식품에는 모두 설탕이 사용되었다. 단맛을 내는 목적 이외에도 오래 보관하거나 풍부한 식감을 내기 위해서였다.

두 달 동안 설탕 끊기를 해 본 내 소감은 이렇다.

힘들었던 점

○ 친구와의 만남에서 나 혼자만 차를 마셨다.
설탕이 든 과자를 먹을 수 없어서가 아니라 손이 심심해서 힘들었고, 다른 사람들과 똑같이 행동할 수 없는 등 사교적인 면에서 괴로웠다.

- 외식하기가 힘들었다.
  일식은 어쨌든 금지였기 때문에 엄격히 지켰다.
  재료를 엄선한 이탈리안이나 프렌치 요리로 극복했지만
  그나마 두 달이라 가능했지, 기간이 그 이상이면
  아마 어렵지 않았을까 하는 생각이 들었다.

좋았던 점

- 약간의 단맛도 강렬하게 달다고 느꼈다.
  설탕 끊기를 그만둔 후 단맛이 조금만 나도 엄청 달게 느껴졌다.
  그리고 단 음식을 먹은 후 기분이 한껏 고양되어 당황스러웠다.
  한동안 화과자나 케이크를 통째로 먹는 게 어려울 정도로
  단맛에 민감해져 단 음식을 먹을 기회가 좋았다.

- 살이 조금 빠졌다.
  과자 대신에 우무나 오징어, 풋콩, 아몬드를 먹었기 때문에
  상대적으로 칼로리를 줄였다.

- 꽃가루 알레르기 증상이 줄었다.
  설탕을 끊었을 때가 꽃가루가 날리던 시기였는데
  평소보다 알레르기 증상이 가볍고 편했다.
  설탕은 염증을 자극하는데 어쩌면 알레르기 때문에 생기는
  염증 증상이 완화되었는지도 모르겠다.

딱 한 번, 그것도 두 달이라는 짧은 기간이었지만 평소 생각지 못한 요리에도 설탕이 사용된다는 사실을 깨달았다. 또 설탕은 머리가 어지러울 정도로 달다는 인식이 생겨 얻은 점이 많았던 시간이었다.

설탕을 끊고 오랫동안 지속되었던 두통이나 요통이 치유되고 알레르기 증상이 줄어들며 피부가 깨끗해졌다는 식의 체험담을 많이 볼 수 있다. 모두 개인적인 체험이고 학술적인 연구 결과가 있는 것은 아니다. 하지만 혈당치를 빨리 높이고 염증도 자극하는 설탕 같은 당질을 과다 섭취하면 건강이 나빠질 가능성은 크다.

설탕을 끊는 것은 위험성도 전혀 없고 건강에 유익하며 돈도 들지 않는다. 달콤한 과자를 좋아해서 매일 거르지 않고 먹거나 단 하루도 설탕을 끊을 수 없는 '설탕 의존증'인 사람이야말로 적정 거리를 두기 위해 잠깐이라도 설탕 끊기를 권해본다. 처음에는 하루만이라도 괜찮다. 그것이 가능해지면 사흘, 일주일로 날짜를 점점 늘려 도전해보자. 2주 이상은 되어야 차이를 실감할 수 있다고 생각한다.

🍬

설탕을 끊는 것은 위험성도
전혀 없고 건강에 유익하며
돈도 들지 않는다.

단기간이라도 설탕 끊기를
체험하여 자신이 어느 정도
설탕을 먹는지 확인해보자.

혈당치를 빨리 높이고 염증도 자극하는
설탕 같은 당질을 과다 섭취하면
건강이 나빠질 가능성은 크다.

칼럼

목캔디는 저칼로리가 좋다

저칼로리 감미료를 다이어트 목적으로 사용하는 것은 반대이지만 다이어트 외의 목적이라면 이야기는 달라진다. 예를 들어 단 음식을 먹고 싶어서가 아니라 목이 아파서 사탕을 먹는 경우가 있다고 하자. 이때 설탕이 들어간 사탕을 먹으면 혈당치에 영향을 미칠 뿐 아니라 충치나 치주병도 걱정된다. 그래서 이런 경우에는 충치를 유발하지 않는 저칼로리 감미료를 사용한 사탕을 먹는 것이 탁월한 선택이다.

저칼로리 감미료 중에는 에리스리톨이 좋다. 이것은 WHO가 안전하다고 섭취 상한을 정하지 않은 당으로 버섯 등에 들어있다. 식이섬유와 마찬가지로 우리 몸은 에리스리톨을 소화할 수 없기 때문에 제로 칼로리 감미료가 된다.

꿈의 감미료라고 생각할 수 있지만 에리스리톨에는 유전자 변형 옥수수가 사용된 것도 많아서 식품 성분 표시만 봐서는 판별할 수 없다. 어떤 식품에도 일장일단이 있다. 그때그때 목적에 맞추어 자신에게 건강상 위험이 적은 쪽을 선택하면 된다.

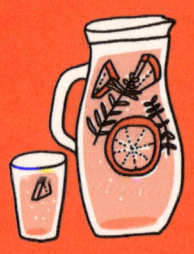

제 4 장

다이어트 성공 비결

1

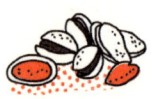

칼로리 계산, 칼로리 제한은 이제 그만

 이 책에서도 간식량을 기준으로 식품의 칼로리를 기재했지만, 다이어트할 때 굳이 칼로리를 계산할 필요는 없다. 칼로리 계산은 식품의 개체차나 개인의 소화 흡수 능력 차이 및 생체 내 식품의 에너지 변환 효율 차이 등에 전부 대응할 수 없는 대략적인 지표이다. 식품을 살펴볼 때 '대략 이 정도구나.' 하는 기준으로 삼기에는 편리하지만 식사 전체의 영양가를 볼 수 없기 때문에 어디까지나 참고만 해야 한다.

칼로리 계산이나 칼로리 제한에 관해 미국 캘리포니아대학교에서 여성을 대상으로 한 흥미로운 연구 결과가 있다. 칼로리를 제한한 참가자는 스트레스 호르몬인 코르티졸의 혈중 농도가 상승했다. 또 칼로리는 제한하지 않고 칼로리 계산만 한 참가자도 정신적인 스트레스를 받았다.

코르티졸은 만성적인 스트레스가 있을 때 많이 분비되는 호르몬이다. 혈중 코르티졸 농도가 높으면 혈당치는 높아지고 인슐린이 잘 들지 않으며 체지방은 금세 늘어난다. 또 코르티졸이 많이 분비되면 식욕을 억제하는 효과를 가진 세로토닌이 감소하기 때문에 식욕이 증가한다. 열심히 칼로리를 계산해서 다이어트를 했는데 오히려 체지방이 잘 쌓이는 체질이 된다면 어떨까? 고생만 하고 성과는 없으니 맥이 탁 풀릴 것이다.

또 다른 연구에서는 섭취 칼로리를 제한하면 대사 자체가 떨어지고 소비 칼로리가 감소하여 처음에는 체중이 줄어도 곧 정체된다는 결과도 있었다. 이런 점에서 많은 전문가들은 칼로리 제한이 배고픔을 참는 노력에 비해 효과가 별로 없고 영양실조에 노출될 수 있다고 주장한다.

🍬
—
**칼로리를 계산하며 생기는 스트레스가
식욕을 증진시킨다.**

—

**칼로리는 어디까지나
참고 기준으로 삼자.**

2

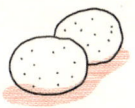

칼로리를 제한하지 않고
살 빼는 방법

'칼로리를 제한하지 않고 어떻게 살을 빼라는 거야?'

사실 칼로리를 제한하지 말라는 말을 들으면 매일같이 칼로리를 계산하는 영양사들은 당황스럽고 이해하기 어렵다. 칼로리 제한은 먹은 칼로리보다 소비하는 칼로리가 많으면 살이 빠진다는 원칙에 근거한다. 이 법칙만 생각하면 하루에 과자만 1,000kcal를 먹는 다이어트든, 균형 잡힌 식단으로

1,000kcal를 먹는 다이어트든 체중은 똑같이 줄어들 것이다. 하지만 실제로는 체내에서 대사라는 복잡한 단계를 거치기 때문에 대사에 필요한 영양소가 부족하면 체중 감량 효과를 얻을 수 없다.

칼로리가 같다는 조건으로 당질의 비율을 높인 식사, 단백질의 비율을 높인 식사, 지질의 비율을 높인 식사로 체중 변화를 비교한 연구가 있다. 연구 결과를 보면 당질의 비율을 높인 식사는 단백질이나 지질의 비율을 높인 식사보다 체중이 잘 줄지 않았다. 또 당질의 칼로리와 단백질의 칼로리, 지질의 칼로리는 몸 안에서 소비되는 에너지 정도가 다르다는 사실을 알 수 있었다.

인간은 식사를 하면 음식을 소화하기 위해 몸이 활발히 움직이기 때문에 체열이 오른다. 이때 열을 높이기 위해 에너지가 소모되는 현상을 '식사에 의한 열 발생'이라고 한다. 당질이나 지질은 열 발생이 5% 정도인 데 비해 단백질은 20~30%로 높다. 즉, 단백질이 몸에 들어가면 섭취한 칼로리의 20~30%는 열을 높이기 위해 사용되어 에너지원이 되지 않는다는 뜻이다.

단백질이나 지질의 비율을 높인 식사를 하면 체중이 줄어드는 이유에 대해서는 아래와 같은 다양한 의견이 있다.

○ 단백질이나 지질은 금세 포만감이 생기기 때문에
  식사량이 자연스레 줄고, 결과적으로 칼로리가 줄어들어
  체중이 감소할 수 있다.
  (이 의견은 칼로리를 계산하는 이들이 수긍할 수 있는 생각이다)

○ 단백질이나 지질은 당질보다 혈당치에 미치는 영향이
  적기 때문에 인슐린 분비를 조절하여 체중 감소에
  영향을 줄 수 있다.

○ 단백질이 많은 식단은 '식사에 의한 열 발생' 등
  대사를 높일 수 있어 체중 감소에 영향을 줄 수 있다.

다이어트를 할 때 칼로리 제한이 적절한지 결론을 내기에는 아직 연구가 필요하며 당분간 시간이 걸릴 것이다. 그러나 지금까지 언급한 내용을 미루어보면 '단백질과 지질의 비율을 높인 식사는 만족감이 높고 자연스럽게 식사

량이 줄어드는' 경향이 많다. 즉, 칼로리 제한을 의식하지 않아도 자연스럽게 식사량이 줄고 체지방이 쉽게 연소되는 식사법이 있다. 따라서 칼로리 제한과 관련된 내용은 전문가 이외의 일반인들에게는 의미가 없다. 칼로리를 제한하지 않고 살을 빼기 위한 식사법은 간단하다.

- ○ 단백질과 채소 많이 먹기
- ○ 몸에 좋은 기름 적당히 사용하기
- ○ 당질 줄이기
- ○ 식사와 식사 사이가 길어질 때 건강한 간식 먹기
- ○ 배가 너무 고프지 않게 하기

**앞으로 다이어트할 때
칼로리를 제한하는 대신 당질은 적고
단백질이나 지질이 많은 식사로 바꾸자.**

3

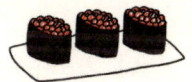

비만이 되는 식사법

제1장부터 여기까지 읽은 독자라면 알겠지만, 공복일 때 단것을 먹으면 비만이 된다. 특히 아침 식사 때 주의해야 한다. 아침에 잠이 깨려면 혈당치를 높여야 한다고 생각해 단것을 먹는 사람이 있다. 이런 행동은 비만으로 이어지기 때문에 절대 금물이다.

최근 처음 먹는 식사가 다음 식사의 혈당치에 영향을 미

친다는 사실이 밝혀졌다. 예를 들어 아침에 주스와 과자, 빵 등 당질로 이루어진 식사를 하면 점심 이후에도 혈당치가 빨리 오른다.

또 먹는 순서도 중요하다. 같은 식사를 할 경우라도 밥이나 빵 같은 당질부터 먹으면 혈당치가 오르는 폭이 커진다. 그러니 아침부터 단것을 먹는 행동은 피하는 게 좋다. 살이 찌지 않으려면 가급적 혈당치를 천천히 오르게 하고 지방을 축적하는 호르몬인 인슐린이 조금씩 분비되도록 해야 한다. 아침부터 단것을 먹는 습관이 있는 사람은 즉시 멈추고, 오후 **티타임**으로 미루자.

그리고 아침 식사를 건너뛰는 습관도 좋지 않다. 몇몇 연구에 따르면 아침밥을 먹지 않는 사람은 살이 잘 찐다고 한다. 아침밥을 먹지 않으면 에너지가 부족한 체질이 되고 점심과 저녁 식사 후의 혈당치도 급상승한다. 또 아침 식사는 체내 시계를 조절하는 역할도 한다. 살이 찌지 않으려면 아침 식사를 거르지 않도록 주의하자.

아침 식사는 다음 식사의
혈당치에 영향을 끼친다.

아침 식사를 거르고 단것을 먹으면
비만이 될 수 있다.

아침에 잠을 깨려면
혈당치를 높여야 한다고 생각해
단것을 먹는 경우
비만으로 이어질 수 있으니 주의하자.

4

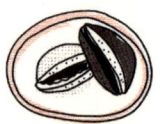

주식을 고르는 법

제3장에서는 설탕을 과다 섭취했을 때의 피해에 대해 설명했는데 백미나 흰 빵, 우동 등 정제된 곡물도 설탕처럼 혈당치를 급상승시키는 당질이다. 이런 주식을 너무 많이 먹으면 설탕과 마찬가지로 비만이나 여러 가지 질병의 원인이 된다. 그러니 다이어트는 물론, 건강을 위해서도 정제된 흰 곡물은 가끔 먹는 것이 좋다.

곡물 중에서도 현미나 보리, 잡곡은 백미보다 혈당치가 천천히 오른다. 또 당질의 대사에 필요한 비타민B군이나 식이섬유도 백미에 비해 풍부하기 때문에 평소 정제되지 않은 곡물을 먹는 습관을 갖자.

혈당치를 급상승시키는 곡물
(줄여야 할 주식)

백미	식빵, 버터 롤 등 전반적인 흰 빵 (제과류도 포함)	우동
떡	쌀국수	콘플레이크

비교적 혈당치가 느리게 상승하는 곡물
(평소에 먹어야 할 주식)

현미, 잡곡, 보리	통밀빵, 호밀빵	파스타 (파스타에는 경질 밀가루가 사용되므로 빵 등 일반 밀가루 제품보다 혈당치 상승이 느림)	
중화 면	소바 (메밀가루의 비율이 높은 것)	당면	오트밀

그러나 주의해야 할 것은 비교적 혈당치가 느리게 상승하는 곡물이라도 많이 먹어서 당질 섭취량이 많아지면 식후 혈당치가 올라간다는 사실이다. 따라서 되도록이면 혈당치 상승이 느린 주식을 고르고 양은 줄이자.

🍬

현미나 통밀빵도 식단에 넣어보자.

**혈당치가 느리게 상승하는 곡물도
양에 신경써야 한다.**

5

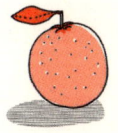

당질은 하루에 어느 정도가 적당할까?

요즘 다이어트 방법은 칼로리 제한에서 당질 제한으로 유행이 바뀌었다. 당질을 과다 섭취하면 비만이나 질병으로 이어진다는 점은 이해했는데, 그럼 당질은 어느 정도 먹어야 적당할까?

지금도 일본 후생노동성이나 당뇨병학회에서는 체중을 줄이려면 칼로리를 제한해야 하며, 다이어트를 할 경우 당질 섭취량은 총칼로리의 50~60% 정도가 좋다고 한다. 하지만 이 50~60%라는 숫자에 확실한 근거가 없다. 의사나 영양사들이 모인 학회에서는 그 비율을 좀 더 줄여야 한다는 의견이 있다.

저당질식을 통한 체중 감량 연구를 보면 당질의 비율이 30~40% 정도인 것이 많고, 연 단위로 안전성도 확인되었다. 또 도쿄대학교병원에서도 2015년부터 당뇨병 환자용 식사에 당질 비율이 40%인 저당질식을 도입하기 시작했다. 이런 점에서 보면 당질을 줄일 경우, 40%를 하나의 기준으로 생각하면 좋지 않을까 싶다.

당질 비율 40%의 기준량
(하루 소비 열량이 2,000kcal인 사람의 경우)

아침	가볍게 담은 밥 한 그릇, 식빵이라면 1장
점심	가볍게 담은 밥 한 그릇, 소바라면 반 그릇, 파스타(건조)라면 50g
간식	작은 만주 1개(P.47 참조), 사과 1개
저녁	가볍게 담은 밥 한 그릇

※ 세끼분의 반찬에는 당질이 60g 정도 들어있다.

원래 당질을 많이 섭취하던 사람이라면 이 정도만으로도 감량 효과는 꽤 있다고 본다. 또 당질을 별로 섭취하지 않는데 살이 빠지지 않는 사람은 간식을 건강한 식품으로 바꾸거나 저녁 식사량을 줄여보는 게 좋다.

밥이나 빵을 전혀 먹지 않는 매우 엄격한 당질 제한 방법도 있다. 당질을 극단적으로 제한하여 체지방을 태우고 포도당 대신에 케톤체라는 물질을 에너지원으로 사용하는 방법인데, 다이어트 전문센터 중에는 이런 방법을 권장하는 곳도 있다.

이렇게 하면 결과는 확실히 눈에 보인다. 하지만 초 저당질식에 관한 연구를 보면 실천자의 혈중 스트레스 호르몬인 코르티졸이 증가하거나 체내 염증도를 나타내는 CRP 수치가 높아진다고 한다. 따라서 장기적으로 볼 때 안전성에 의문을 가지게 된다. 또 엄격한 당질 제한은 단백질이나 채소 중심으로 식사가 이루어지기 때문에 돈이 많이 들어 경제적으로 버겁고 먹을 수 없는 음식이 많아 회식 등 모임이 제한된다는 문제도 있다.

'건강을 위해서라면 죽을 수 있어!'라는 사람이 아니라면 생명 유지만을 위해 식사를 하지 않을 것이다. 식사는 생명을 유지할 뿐 아니라 정신적인 즐거움이나 문화적, 사교적인 의미와 역할도 있다. 따라서 생활 속에서 무리하지 않고 꾸준히 절제하는 것이 몸에도, 마음에도 건강한 식사이다. 당질 제한은 체중 감량 면에서는 효과적인 방법이지만 무리하지 않는 범위에서 조금씩 하기를 권한다.

**무리하지 않는 범위에서
'당질 비율 40%' 정도의 식사를
목표로 하자.**

6

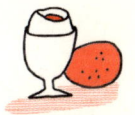

단백질을 섭취하자

    단백질은 우리 몸을 구성하는 중요한 성분이다. 수분을 제외하면 몸의 약 60%, 세포와 혈관, 뼈, 피부, 머리카락이 전부 단백질로 이루어졌다. 또 단백질은 소화 효소를 만드는 원료이며 외부에서 침입한 세균이나 바이러스로부터 몸을 방어하는 데 필요한 항체의 재료이기도 하다. 이런 체내 단백질에는 수명이 있는데, 오래된 것은 파괴되어 새롭게 만들어진 것과 매일 조금씩 교체되며 건강이 유지된다. 그래서 몸을 구성하는 성분의 원료가 되는 단백질을 식사 때마다 보충할 필요가 있다.

하루에 필요한 단백질량은 체중 1kg당 1g이다. 체중이 60kg이라면 60g의 단백질이 필요하다. 단백질은 곡물이나 채소에도 들어있는데, 그런 단백질은 체내에서 사용되는 비율이 낮기 때문에 고기나 생선, 대두 제품을 매일 섭취해야 한다. 또 단백질 식품에는 당질이나 지질을 대사하는 데 필수적인 비타민B군이 다른 식품보다 많이 들어있다.

하루에 단백질 60g을 섭취하는 데 필요한 단백질 식품의 기준량은 달걀 1개+낫토 1팩+생선 한 토막(100g)+얇게 썬 고기 3장(100g) 정도이다. 매일 이 정도의 양을 먹고 있는지 스스로 체크해보자. 이만큼 먹고 있는 사람은 계속 그 양을 유지하면 된다. 반대로 부족한 사람은 우선 이 분량을 기준으로 삼고 단백질 섭취량을 늘려보자. 단백질이 부족하면 근육이나 뼈가 가늘어지고 피부는 탄력을 잃는다. 또 소화력이 떨어지며 면역력도 저하된다.

체중 1kg당 단백질 1g이 최소 섭취 양이지만, 2g 정도까지는 늘려도 문제없다. 그렇게 해서 만족도가 높아지고 과자 섭취량이나 당질량이 줄어든다면 꼭 단백질량을 늘려보자.

단백질 식품을 먹을 때는 한 가지 종류에만 치우치지 않고 다양하게 먹는 것이 중요하다. 예를 들어 참치는 단백질 외에도 DHA 등의 좋은 기름이 풍부하며 피로 회복에 도움이 되는 타우린을 함유한 영양가 높은 식품이다. 그러나 한편으로 생태계 상위에 있기 때문에 수은 축적률이 높다는 단점도 있다. 모든 식품에는 좋은 면과 나쁜 면이 있다. 따라서 고기, 어패류, 대두 제품, 달걀 등 다양한 음식을 골고루 먹어 위험을 줄이고 영양분을 폭넓게 섭취해야 한다.

단백질 식품을 먹을 때는 찌거나 끓이고 삶는 등 저온 조리를 권한다. 고온에서 굽거나 튀기면 갈색인 부분에 노화를 촉진하는 당화 물질인 AGE가 생성된다. AGE가 생성된 음식을 먹으면 체내에 축적되기 때문에 고온 조리는 삼가는 것이 좋다.

단백질이 많은 식품

식품명	단백질
닭 가슴살 100g	21.3g
닭 다리살 100g	16.6g
닭고기 안쪽 가슴살 1개(60g) 닭 가슴살보다 지방이 적은 부분	13.8g
소다리살 100g	19.2g
돼지고기 등심 100g	17.7g
고등어 100g	20.6g
연어 100g	20.1g
전갱이 100g	19.7g
가다랑어 100g	25.8g
물에 익힌 참치 통조림 1캔(75g)	13.7g
새우 3마리(100g)	21.6g
오징어 100g	17.9g
목면 두부 1/3모(100g)	6.6g
낫토 1팩(40g)	6.6g
두유(무조정) 200㎖	7.2g
우유 200㎖	6.6g
6조각짜리 치즈 1개	4.1g

※ 단백질 식품의 양은 고기나 생선의 경우 손바닥만한 크기 1장 정도가 100g이라고 생각하여 기준으로 삼으면 된다.

피해야 할 단백질 식품

식품명	이유
소시지, 햄, 살라미, 베이컨	소시지나 햄 같은 가공식품은 발암 가능성이 의심된다. 지방과 염분도 많기 때문에 양을 줄여야 한다.
햄버거나 고기 완자, 치킨 너깃 등의 가공육	가공육은 첨가물도 많고 식감을 위해 설탕이나 전분을 첨가한 경우도 많기 때문에 가급적 피하는 게 좋다.

❋

**세포, 혈관, 뼈, 피부, 머리카락 등
우리 몸은 단백질로 이루어진다.**

**체중 1kg당 단백질 1~2g을 섭취하고
당질의 비율을 줄이자.**

7

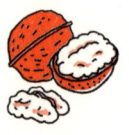

기름은 다이어트의 조력자

예전에는 '기름은 다이어트의 적', '다이어트 중에는 기름을 피하는 것이 기본'이라는 의견이 많았다. 그래서 저지방 다이어트나 기름을 뺀 다이어트를 시도한 사람이 많았다. 하지만 최근 다른 다이어트 방법과 비교해서 기름을 줄인 저지방 다이어트가 공복감이 심하고 먹는 것을 참는 데에 비해 효과가 적다는 의견이 생겼다.

지질은 우리 몸을 구성하는 세포를 덮는 세포막이나 호르몬의 재료여서 건강한 피부를 유지하는 등 매우 큰 역할을 한다. 특히 뇌의 60%가 지질로 구성되어 식사할 때 지질을 섭취하는 것은 매우 중요하다. 살찐다고 기름을 멀리한 사람은 기름이 몸에 아주 중요한 요소이며 꼭 먹어야 하는 식품이라고 생각을 바꾸어야 한다.

기름이 다이어트의 조력자가 되는 주된 이유는 다음 두 가지이다.

① 기름은 당질이나 단백질보다 소화하는 데 시간이 걸린다.
위장에 머무르는 시간도 길기 때문에 배 속이 든든하다.

② 기름을 섭취하면 소화관 호르몬인 콜레시스토키닌이 분비된다.
이 콜레시스토키닌은 뇌에 포만감을 주어 식욕을 억제하는
효과가 있다.

다이어트를 하더라도 기름에 거부감을 느끼지 말고 몸에 좋은 기름을 섭취하여 만족감을 높이자.

다이어트 중이라고
기름을 먹지 말아야 한다는 생각은
시대착오적이다.

건강 유지에 필요하고
배도 든든하게 해주는 기름은
다이어트의 조력자이다.

8

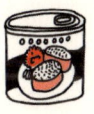

좋은 기름과 피해야 할 기름

적극적으로 섭취해야 하는 좋은 기름은 생선에 많이 들어있는 EPA나 DHA, 참기름이나 아마인유 등에 들어있는 알파리놀렌산 등 오메가3 지방산이다. 오메가3에는 염증을 억제하며 심장병 등의 위험을 낮추는 효과가 있다. 우리가 평소에 자주 먹는 식물유, 샐러드유, 옥수수유는 리놀산이라는 오메가6 지방산이 많이 들어있는 기름이다.

오메가6와 오메가3는 모두 몸에 필요하며 균형적으로 섭취해야 하지만 사람들은 주로 오메가6를 많이 먹는다. 오메가6의 비중이 너무 크면 심장병이나 뇌졸중, 당뇨병 등의 위험이 커지기 때문에 오메가6는 줄이고 오메가3 위주로 식생활을 바꾸어야 한다.

섭취해야 할 기름이 들어있는 식품

● 어패류	참치나 방어, 고등어 같은 등 푸른 생선에는 DHA나 EPA가 풍부하고 생선에는 전반적으로 오메가3가 많다. 식감이 좋은 광어나 오징어, 물에 익힌 참치 통조림에도 많이 들어있다(단, 기름에 든 참치 통조림의 경우 그 기름이 샐러드유이기 때문에 오메가3는 거의 없다). 어묵처럼 생선을 갈아 만든 식품에도 오메가3는 의외로 많이 들어있다.
● 호두, 피칸, 아보카도	이들은 모두 오메가3가 풍부하며 간식으로도 최적이다.

● 들기름, 아마인유, 차조유, 호두유	맛이 독특한 기름이지만 폰즈 소스와 섞거나 참기름, 올리브오일을 조금 첨가하여 풍미를 더하면 먹기 쉬워진다. 열에 약하기 때문에 드레싱처럼 그대로 요리에 뿌려먹는 것이 좋다.
● 올리브오일	오메가3가 아니라 오메가9 올레인산이 많이 들어있는 기름이다. 올레인산은 동맥경화나 심장질환을 예방하는 효과가 있다. 오메가6 섭취량을 줄이기 위해서라도 평소에 사용하면 좋은 기름이다.
● 미강유 (쌀겨기름)	오메가9과 오메가6가 반반 정도 함유되어 있다. 맛도 무난하고 가열해도 잘 산패되지 않기 때문에 대두유, 면실유, 옥수수유 등의 식물유를 써야 할 때 대신 사용하면 좋다.
● 코코넛 오일	오메가3나 오메가6와는 다른 구조를 가진 중쇄지방산이라는 기름이다. 잘 분해되어 체지방으로 쌓이지 않으며 열에 강해 볶음요리에 유용하다.

※ 요리에 사용하는 기름은 하루에 1~2큰 술을 기준으로 한다.
컨디션이나 체중을 따져 양을 조절하자.

한편, 피해야 할 최악의 기름은 트랜스지방산으로, 식물유에 수소를 첨가해 만든 기름이다. 트랜스지방산은 마가린이나 팻 스프레드, 쇼트닝 등에 들어있는데 심장병이나 당뇨병 등을 유발할 수 있어 섭취를 줄여야 한다.

피해야 할 기름이 들어있는 식품

● 포테이토칩이나 팝콘 등 기름을 사용한 과자	몸에 염증을 일으키는 트랜스지방산과 오메가6가 많이 들어있다.
● 프라이드 포테이토나 튀김	시판 프라이드 포테이토는 시간이 지나도 바삭하도록 쇼트닝에 튀기기 때문에 트랜스지방산을 함유하고 있다. 또 튀김에는 주로 오메가6가 사용된다.
● 시판 비스킷이나 쿠키, 파이	식감이 바삭바삭한 시판 비스킷이나 쿠키에는 쇼트닝이나 마가린 등 트랜스지방산이나 오메가6가 사용된다.

● 카레나 스튜의 루 (밀가루를 버터로 볶아 소스나 수프를 걸쭉하게 하는 것)	트랜스지방산이나 오메가6가 들어있다.
● 커피 밀크나 식물성 생크림	오메가6가 원료이다.
● 드레싱이나 마요네즈	주로 오메가6가 사용된다.

식물유 대신에 오메가3나 오메가9을 사용하자.

시판 프라이드 포테이토나 튀김에 들어있는 트랜스지방산에 주의하자.

9

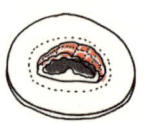

버터나 생크림 같은 포화지방산은 멀리해야 할까?

예전에는 버터나 생크림, 고기의 지방 같은 포화지방산이 혈관을 막아 심장병이나 뇌경색의 원인이 된다는 부정적인 인식이 있었다. 그런데 최근 이 생각이 틀리지 않았나 하는 의문이 든다. 지금까지 포화지방산과 질병 리스크에 대해 해석한 연구를 보면 심장병이나 뇌경색과 포화지방산 사이에는 아무 관련이 없다고 보고되었기 때문이다.

2010년 발표된 WHO와 FAO(국제연합 식량농업기구)의 합동 전문가 회의에서 검토된 지방산과 건강에 관한 보고서에도 심장병이나 뇌경색과 포화지방산의 연관성은 인정되지 않았다. 이 보고서에서 심장병이나 대사증후군, 당뇨병 관련 인자와 관련이 높다고 확인된 기름은 트랜스지방산이었다.

최종적인 결론을 위해 앞으로도 지속적인 연구가 필요하겠지만, 적어도 예전처럼 '포화지방산은 건강하지 않다, 평소 되도록 먹지 말아야 한다'라는 생각은 시대에 뒤떨어진 의견이 되었다. 버터나 생크림 대신 일부러 오메가6나 트랜스지방산이 든 식물성 기름을 섭취할 필요는 없다. 차라리 버터나 생크림의 묵직한 풍미를 즐기는 편이 낫다. 목초를 먹여 키운 목초 사육 소의 고기나 버터, 크림 등은 곡물 사육 소에 비해 오메가3 함유량이 높다. 목초에 오메가3가 많이 들어있기 때문이다.

생물은 모두 섭취한 음식으로 몸이 만들어진다. 사람의 식량으로 삼는 소, 돼지, 닭, 생선이 먹은 음식이 우리 몸에 영향을 미치는 것이다.

지금은 목초 사육 소로 만든 제품이 흔하지 않지만, 지방산 섭취에 관한 연구의 발전과 함께 앞으로 이런 제품도 점점 많아지기를 기대한다.

**포화지방산이 무조건 나쁘다는
인식은 위험하다.**

**버터나 생크림을 줄이고
식물성 기름을 섭취할 필요는 없다.**

10

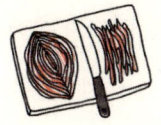

많이 먹어야 할 건강 식재료

 채소나 버섯, 해조류는 비타민이나 미네랄, 식이섬유, 폴리페놀의 보고이며, 혈당치 상승을 억제하는 효과가 있어 많이 먹으면 좋은 식품이다. 그러나 일부 채소는 당질이 많아 과다 섭취하지 않도록 주의해야 한다. 예를 들어 호박, 누에콩, 옥수수, 감자, 고구마 등 식감이 퍽퍽한 채소에는 당질이 많아 혈당치에 영향을 미치기 때문에 양을 조절해 섭취할 필요가 있다.

참마나 토란은 끈적끈적한 성분이 혈당치를 낮추는 성질을 갖고 있지만, 당질도 비교적 많기 때문에 하루에 2개 정도가 적당하다. 당근은 혈당치를 높이기 때문에 조심해야 하지만 하루에 1개 정도는 괜찮다. 당근에 들어있는 베타카로틴은 항산화 작용이 강해서 몸의 염증을 줄이고 암을 억제하는 효과도 있다.

채소 중에서는 특히 유채과 채소를 열심히 섭취해야 한다. 유채과 채소에는 이소시오시아네이트라는 매운맛 성분이 있는데, 암 물질의 해독에 효과가 있다는 연구가 진행되고 있다. 실제로 유채과 채소를 자주 먹는 사람들은 암에 잘 걸리지 않는다는 보고도 있다. 또한 유채과 채소에는 베타카로틴 성분도 있어 항산화 작용을 더욱 돕는다. 베타카로틴은 기름과 함께 섭취하면 몸에 흡수가 잘 되니 오메가3와 함께 열심히 먹자.

유채과 채소

브로콜리	콜리플라워	양배추	케일
청경채	무	순무	수채
소송채	유채꽃	배추	브로콜리 새싹
양배추 새싹		크레송	

🍬
—

**브로콜리, 양배추나 배추 등
유채과 채소를 먹으면
암에 잘 걸리지 않는다.**

11

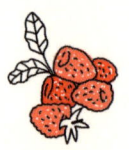

과일을 먹자

 과일에는 과당이 들어있으니 멀리해야 한다는 전문가도 있지만 나는 그 의견에 반대이다. 분명 과일에는 과당이 들어있지만 우리 몸에 부담이 될 정도로 많은 양이 아니다. 또 과일에는 당 이외에 수분이나 비타민, 미네랄, 식이섬유 등 몸에 유익한 영양소가 들어있다.
 과일은 생으로 먹을 수 있기 때문에 조리하면서 영양분이 손실될 일이 없고 비타민도 그대로 섭취할 수 있다. 게다가 과일에는 폴리페놀이나 카로티노이드 등 피토케미컬이라는 항산화 물질이 풍부하다.

예를 들어 귤에는 베타크립토키산틴이라는 항산화력이 강한 카로티노이드 색소가 들어있다. 귤을 먹으면 베타크립토키산틴이 몸에 흡수되어 혈액을 타고 온몸 구석구석까지 이동하여 염증이나 활성산소를 억제하는 작용을 한다. 혈중 베타크립토키산틴 농도가 높은 사람이 생활습관병에 잘 걸리지 않는 이유도 이 때문이다.

감귤류에 많은 베타크립토키산틴은 체내에 오래 남기 때문에 가을, 겨울에 귤이나 감을 다량 먹어두면 일 년 내내 혈중 베타크립토키산틴 농도를 높게 유지할 수 있다. 또 딸기나 블루베리 같은 베리류에도 당뇨병 예방에 좋고 항산화력이 강한 엘라그산이라는 폴리페놀이 많다. 하지만 채소에는 베타크립토키산틴이나 엘라그산이 거의 들어있지 않다. 이렇듯 과일은 채소나 다른 식품에서 얻기 어려운 영양소의 공급원이 된다.

이는 일본 후생노동성이 일본 전국에 사는 약 8만 명을 대상으로 한 조사에서도 보고된 내용이다. 과일을 자주 먹은 사람일수록 뇌졸중이나 심근경색 등 순환기계 질병에 걸리지 않는다고 한다. 채소 섭취와의 관련성도 조사했는데, 채소는 순환기계 질환의 위험성을 줄이지는 못했다.

과일은 자연스러운 단맛으로 우리를 즐겁게 해주며 기능성도 풍부한 식품이다. 하루에 섭취해야 할 적당한 양은 200g으로, 사과 1개, 귤 2개 정도이다. 간식으로 과일을 열심히 섭취하면 건강한 몸을 만들 수 있다. 하지만 말린 과일은 피하자. 말린 과일을 건강한 간식이라고 하지만 수분이 빠져있는 만큼 생과일보다 당질이 많고 비타민C나 비타민B군 등 수용성 비타민은 적다. 몇 개 먹다 보면 생각 외로 당질을 많이 섭취하게 된다. 말린 과일을 먹을 때는 생과일 몇 개의 양을 먹었는지 생각하며 양을 조절하자.

🍬
—

**과일을 자주 먹는 사람일수록
뇌졸중이나 심근경색, 폐암 등
순환기계 질병에 걸리지 않는다.**

—

**하루 200g을 기준으로
과일을 먹자.**

12

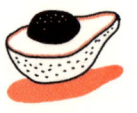

비만이 되지 않는 식사법

비만이 되지 않으려면 혈당치 상승을 억제하는 식사법이 필요하다. 혈당치를 높이지 않는 식사법에 대해 구체적으로 알아보자.

● **아침 식사**

아침 식사는 특히 중요하다. 아침에 주먹밥이나 빵만 먹는 당질 중심의 식사를 한다면 혈당치가 높아져 점심 이후에도 혈당치가 오르기 쉬운 상태가 된다. 그러나 아침 식사 때 단백질이나 식이섬유를 먹으면 점심 이후의 혈당치 상승을 억제할 수 있다. 또 아침에 단백질이 풍부한 식사를 하면 하루 칼로리 섭취가 줄어드는 경향이 있다. 다이어트를 염두에 둔다면 아침 식사에 단백질은 필수적이다.

하지만 바쁜 아침에 식사를 준비하거나 먹을 시간이 없는 사람이 많다. 그럴 때는 아침밥을 먹기 전에 미역귀나 낫토를 먹으면 좋다. 미역귀나 낫토는 팩에 든 제품을 팔기 때문에 준비하거나 먹기가 간단하다. 미역귀나 낫토 같은 식품의 끈적끈적한 성분은 당의 흡수를 억제한다. 그밖에 오크라, 멜로키아, 참마처럼 끈적끈적한 식품이 좋다.

아침에 일단 미역귀나 낫토를 먹고 출근 준비를 한 후 10분 정도 있다 간장 달걀밥을 먹는다. 물론 채소나 해조류, 버섯이 듬뿍 든 된장국이 있으면 더할 나위 없다. 또 요구르트 등 유제품을 함께 먹으면 혈당치 상승을 더욱더 억제할 수 있다. 요구르트는 무가당 제품을 고르고 단맛은 계절 과일로 보충하면 훌륭한 식단이 된다.

빵을 먹는 경우 단맛이 없는 그린 스무디나 채소 수프, 달걀 요리 등을 먼저 먹는다. 아무것도 바르지 않은 빵보다 치즈 토스트로 만들어 먹거나 버터를 바르는 것이 혈당치 상승을 억제할 수 있고 만족도도 높다.

● 점심 식사

점심을 먹을 때는 덮밥, 우동, 라면, 파스타 등 당질 중심의 요리를 고르지 않도록 주의하자. 그 대신 일식 정식이나 중화 정식처럼 밥과 반찬이 함께 있는 것이 좋다.

편의점에서 해결할 경우 고기나 생선, 채소 반찬을 고르고 주먹밥은 하나만 먹자. 도시락을 살 때는 되도록 반찬 종류가 많은 제품을 고른다. 다이어트 중일 때 샐러드, 컵누들, 주먹밥 등 칼로리가 낮은 식품을 고르는 경우가 많은데, 혈당치 상승을 줄이기 위해 반드시 단백질이 풍부한 반찬을 넣어야 한다.

만약 라면이나 파스타, 우동밖에 선택지가 없다면 건더기가 많은 것을 고르자. 라면보다는 짬뽕, 페페론치노보다는 미트소스 파스타, 다누키 우동보다는 고기 우동이 낫다.

● 저녁 식사

저녁 식사는 바쁜 아침이나 점심에 비해 비교적 식사에 할애할 수 있는 여유가 있다. 저녁 식사 때 하루를 돌아보고 그날 먹지 못했던 영양분의 식품을 먹는 것이 이상적이다.

외식할 경우 이자카야를 권한다. 이자카야에는 단백질 중심의 작은 접시 요리, 예를 들면 회나 생선구이, 냉두부, 닭꼬치 등의 메뉴가 많다. 여기에 초무침이나 샐러드, 나물 등의 채소 요리를 조합하면 최상의 식단이다. 술을 마신다면 마무리로 당질은 섭취하지 않는다.

집에서 자취하는 경우에는 위험요소가 많다. 퇴근 후 슈퍼마켓에 들러 필요 없는 음식을 사거나 식사 전 과자를 먹기 쉽다. 이런 일을 방지하기 위해 초저녁에 건강한 간식을 먹어두자.

집에 반찬이 하나도 없어 슈퍼마켓에 들러야 할 경우 껌이나 사탕을 먹자. 그러면 조금이나마 공복이 가시기 때문에 쓸데없는 지출을 줄일 수 있다. 늦게 퇴근한 날에는 냄비 요리가 가장 안전하다. 단백질과 채소를 많이 먹을 수 있고 간단하게 준비할 수 있어 아무거나 집어먹지 않게 된다.

다이어트에 도움이 되려면 어떤 경우에도 저녁 식사의 당질을 줄여야 한다. 식사량을 줄여 살이 빠지는 체험을 한 사람이 있는데 이것은 제2장에서 말한 체내 시계와 관계있다.

오후 8시 이후에는 혈당치가 오르기 쉽기 때문에 이때 당질을 섭취하면 더 많은 지방이 축적된다. 밤에는 대사가 억제되어 먹은 음식을 에너지로 바꾸는 움직임이 약해지고 지방을 축적하는 효소는 활발해진다. 오후 8시 이후 저녁을 먹는 사람은 가능한 한 초저녁에 건강한 간식을 먹어 저녁식사량을 줄이는 습관을 갖자.

혈당치 상승을 억제하는 기본적인 식사법

① 채소나 버섯, 해조류 등 식이섬유가 많은 식품을 먹는다.

② 고기나 생선, 대두 제품이나 달걀 등 단백질이 풍부한 반찬을 먹는다.

③ 밥이나 빵 등의 주식은 ①, ② (①②를 먹는 순서는 상관없다)를 10분 이상 먹은 후에 먹는다.

④ 유제품을 함께 먹는다.
(유제품에는 혈당치 상승을 억제하는 효과가 있다)

⑤ 요리에 식초를 사용한다.
(식초에는 혈당치 상승을 억제하는 효과가 있다)

🍬

아침에 완전한 식사를 하기 힘들다면
미역귀, 낫토 등 간단하게
먹을 수 있는 음식을 섭취하자.

점심에는 정식 위주로 먹고
파스타라면 페페론치노보다
미트소스를 고르자.

저녁때 외식한다면
이자카야에서 먹고 슈퍼마켓에
들르기 전에는 껌을 씹자.

13

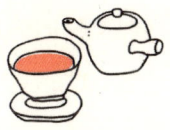

스스로 건강 상태를 모니터링하기

주위를 둘러보면 다이어트 방법이나 건강법에 관해 다양한 정보가 흘러넘친다. 이렇게 많은 정보 중 자신에게 맞는 방법을 찾아내기란 쉽지 않다. 또 끊임없이 쏟아져 나오는 새로운 정보에 휘둘리는 사람도 많다.

나는 다이어트 지도나 식사 카운슬링 등 음식을 통해 고객들과 접할 기회가 많은데, 매번 '사람은 열이면 열, 하나같이 다르다.'는 사실을 깨닫는다. 체형, 체질, 건강 상태, 몸을 움직이는 빈도, 생활시간, 좋아하는 음식 등이 사람마다 가지각색이다. 따라서 모두에게 일괄적으로 같은 식사법을 권하는 데에 한계를 느낀다. 다이어트 방법만 해도 모든 사람에게 적용되는 일률적인 방법이란 없다.

이 책에서는 저녁식사 시간이 늦는 사람이나 과자 같은 간식을 즐기는 사람을 위해 간식으로 다이어트를 하거나 건강을 유지하는 방법을 다루지만 이것이 모든 사람에게 맞는다는 뜻은 아니다. 1일 1식이나 1일 2식으로 식사 횟수를 줄여 건강을 관리하는 사람, 조금씩 먹어야 체중을 유지할 수 있는 사람, 당질 제한 식사법이 맞는 사람, 현미 채식이 좋은 사람 등 어떤 방법이 맞는지는 사람마다 다르다. 전문가들은 "이런 방법이 있습니다."라고 소개할 수는 있지만 어떤 방법이 최적인지에 대한 판단은 본인밖에 할 수 없다.

자신에게 맞는 방법을 찾으려면 직접 부딪쳐보고 스스로를 잘 관찰해야 한다. 체중, 복부 둘레, 소변이나 대변, 피부색과 윤기, 체온, 손발의 온도, 여성이라면 생리 상태 등 몸에서 파악할 수 있는 정보들이 도움이 된다. 예를 들어 다이어트를 시작하고 체중은 줄었는데 변비가 생기고 피부도 푸석푸석해진다면 그 다이어트 방법은 맞지 않는다는 뜻이다. 이런 위화감을 느낀다면 그 방법으로 다이어트를 오래 지속할 수 없다.

체중이 줄면 일단 기분이 좋고 다이어트를 계속할 의지가 불타오르지만 의외로 몸의 중요한 정보 관찰을 소홀히 하는 사람이 많다. 자신의 몸 상태를 확인하는 것이야말로 내 몸이 나에게 내는 목소리를 들을 수 있는 가장 쉬운 방법이다. 이 신호를 놓치지 않도록 매일 관찰하고 기록하는 습관을 갖자. 최근에는 매일 걷는 횟수나 심박 수, 수면 시간이나 자고 일어났을 때의 기분 등을 스마트폰으로 간단하게 기록할 수 있다. 기록하면 객관적으로 상황을 분석할 수 있고 현재 시도하는 다이어트 방법이 자신에게 맞는지 판단하기도 쉬워진다.

또한, 유전자 검사나 장내 플로라 검사도 쉽게 받을 수 있다. 검사를 통해 자신의 체질을 알아보는 것도 좋다.

모든 사람에게 맞는
다이어트 방법은 없다.

―

다이어트를 할 때는 자신의
몸 상태를 잘 관찰해야 한다.

―

체중이 줄어도 변비가 생기고
피부가 푸석푸석해진다면
그 다이어트 방법은
내 몸에 맞지 않는 것이다.

14

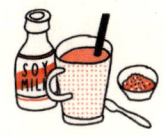

몸을 더 자주 움직이자!

많이들 알고 있겠지만 솔직히 운동만 해서는 살이 빠지지 않는다. 예를 들어 60kg인 사람이 살을 빼려고 주 3회, 한 번에 30분씩 조깅을 한다고 하자. 주 3회 조깅으로 소비되는 칼로리는 550kcal 정도이며 지방 연소량으로 환산하면 75g 정도이다.

물론 주 3회 조깅을 한다는 것은 운동 습관이 없던 사람에게는 아주 큰 결심일 수 있다. 하지만 주 3회 열심히 달려도 연소할 수 있는 지방은 100g에도 미치지 못한다. 게다가 운동을 시작하면 소비 칼로리가 늘어나기 때문에 식욕이 증가할 수 있고, 운동을 하면 기분이 좋아져 식사량이 늘어날 수도 있다.

그에 비해 식사 시 당질을 줄이는 방법은 간단하다. 주 3회 조깅을 해서 소비한 550kcal를 줄이려면 일주일 동안 밥을 반 그릇만 적게 먹으면 된다. 끼니마다 밥을 한입 정도만 줄이면 되니 그만큼 정신적인 부담도 적다. 밥을 줄인 만큼 채소나 단백질 섭취를 늘리면 배도 고프지 않고 위기감 없이 다이어트를 할 수 있다. 다이어트를 목적으로 운동하는 것은 힘든 만큼 감량 효과가 약하고 오래 하기가 어렵다.

'뭐야, 운동할 맛이 싹 사라졌어.'라고 생각하는 사람이 있을지 모르겠다. 분명 운동은 체중을 줄이는 목적으로는 적합하지 않지만 멋진 스타일을 위해서라면 필수적이다. 운동을 하면 뇌와 몸의 혈액 순환이 좋아지고 매일 상쾌하고 긍정적인 기분으로 지낼 수 있다. 특히 스트레스를 해소하거나 입안의 행복을 위해 과자를 먹는 사람은 과자 대신에 몸을 움직여 뇌에 쾌락을 주고 포만 호르몬인 렙틴 분비를 촉진해야 한다.

땀을 뻘뻘 흘리는 운동이나 일부러 옷을 갈아입어야 하는 운동이 아니어도 된다. 일단 산책이나 집안일, 라디오 체조나 스트레칭부터 시작하고, 평소에 몸을 많이 움직일 수 있도록 습관을 들이자. 걷기만 해도 뇌의 혈류를 개선하여 사고력을 높이고 치매를 예방할 수 있으며, 건강 상태를 향상할 수 있다. 게다가 스트레스에 대한 저항력을 높이고 불면이나 우울증 등 심리적인 문제도 해결할 수 있다.

🍬

다이어트 목적이라면 운동의 효율이 떨어지지만,
건강을 유지하는 데에는 매우 중요하다.

산책이나 집안일, 라디오 체조 등
가볍게 계속할 수 있는 운동부터 시작하자.

스트레스를 해소하거나 입안의 행복을 위해
과자를 먹는 사람일수록 운동을 해
뇌에 쾌락을 주고 포만 호르몬인
랩틴 분비를 촉진해야 한다.

칼럼

코코넛 오일을
효과적으로 섭취하는 방법

최근 '살 빠지는 기름'으로 대두되고 있는 코코넛 오일. 하지만 코코넛 오일 역시 잘못 먹으면 살이 찔 수 있다.

코코넛 오일의 주성분은 중쇄지방산이라는 지질이다. 보통 식물유나 버터, DHA 등은 장쇄지방산이라고 하여 진주알이 16~22개 정도 늘어선 것 같은 분자 구조로 되어 있다. 그런데 중쇄지방산은 이름 그대로 장쇄지방산 분자 길이의 절반 정도이다.

따라서 중쇄지방산은 소화 과정이 짧고 금세 간으로 운반되어 에너지원이 되며 몸에 잘 축적되지 않는 특징이 있다. 또 공복 상태에서 중쇄지방산을 섭취하면 체지방이 잘 연소된다. 그래서 코코넛 오일을 '살찌지 않은 기름'이라고 하는 것!

하지만 코코넛 오일을 식사와 함께 먹으면 칼로리가 그만큼 초과돼 오히려 살이 찐다. 코코넛 오일의 효과를 기대한다면 평소 사용하는 기름을 코코넛 오일로 바꾸거나 공복일 때 먹는 것이 좋다. 단, 이때 당질을 함께 섭취하면 의미가 없다.

제 5 장
목적별 건강 간식

편의점이나 슈퍼마켓에서 구입하여 간단히 먹을 수 있는 200kcal 이내의 건강한 간식을 소개하고자 한다. 목적에 맞게, 식품 영양소의 특징에 따라 나누었는데, 모두 영양가가 풍부하고 다양한 효능을 기대할 수 있는 건강한 간식이니 기분이나 기호에 따라 조합해서 먹으면 된다.

기본적으로 사무실 책상에서도 먹을 수 있는 간단한 간식이라는 관점에서 골랐으며, 고기나 생선을 먹을 수 있는 분위기라면 그런 음식들도 꼭 선택했으면 좋겠다. 추천 간식은 생가리비를 김에 싸서 먹는 '가리비 김말이'이다. 가리비는 수면 리듬을 정돈하는 비타민B12나 미각을 정상적으로 유지하는 데 필요한 아연이 풍부하며 칼로리도 낮다. 기존의 고루한 생각을 버리고 이런 식재료도 간식으로 먹어보자.

1
영양 부족일 때 먹으면 좋은 간식

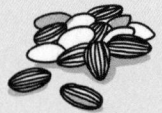 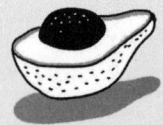 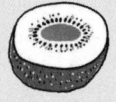 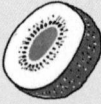

주먹밥이나 우동 등 당질 위주로 점심을 먹었다면 간식으로 부족한 영양소를 보충하자. 아몬드는 칼슘이나 마그네슘, 비타민E가 풍부하다. 또 아보카도는 적극적으로 섭취해야 할 기름인 올레인산을 많이 함유하고 있으며, 비타민과 미네랄의 보고이기도 하다. 게다가 식이섬유도 많다. 키위는 과일 중에서도 비타민이 풍부하다. 특히 비타민C나 노화 방지 효과가 높은 비타민E가 많이 들어있다.

● 아몬드 25알	200kcal, 단백질 6.1g, 당질 3g, 식이섬유 3.3g
● 아보카도 1/2개	200kcal, 단백질 2.5g, 당질 1g, 식이섬유 5.7g
● 키위 1개	50kcal, 단백질 1g, 당질 11g, 식이섬유 2.5g

2
양을 신경 쓰지 않고
먹을 수 있는 간식

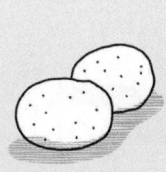 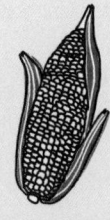 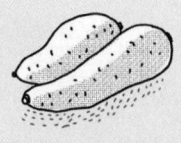

　감자, 고구마, 호박, 옥수수처럼 당질이 많은 채소를 제외하면 채소, 해조류, 버섯류는 무제한으로 먹을 수 있는 간식이다. 가능하다면 가늘게 썬 양배추나 채소 스틱을 준비해 간식으로 먹자. 최근에는 편의점에도 채소 스틱을 판다. 방울토마토도 책상에서 간단히 먹을 수 있는 간식이다. 단, 채소를 먹을 때 소금, 드레싱, 마요네즈 같은 소스는 피하자.

감자, 고구마, 옥수수 등은 당질과 칼로리가 높아 많은 양을 섭취하면 안 된다.

3

장내 환경을 깨끗이 하는 간식

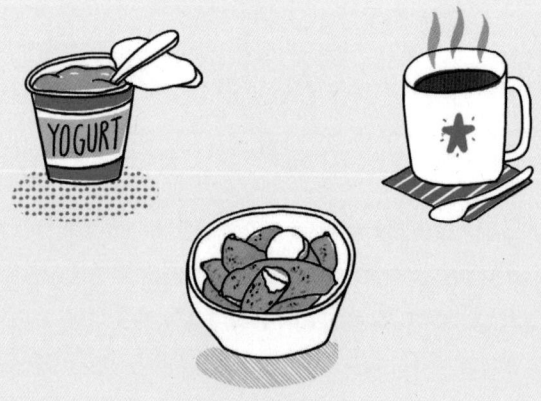

● 요구르트(무가당) 100g	60kcal, 단백질 3.6g, 당질 4g, 식이섬유 0g
● 군고구마 1/3개	150kcal, 단백질 1.3g, 당질 33g, 식이섬유 3.2g
● 코코아 한 잔 (우유 200㎖+ 코코아 5g+설탕 2작은 술)	180kcal, 단백질 7.5g, 당질 19g, 식이섬유 1.2g

유익균이 많은 장내 환경을 만들려면 다음 세 가지가 중요하다.

---
① 유산균이나 비피더스균처럼 유익균을 섭취할 것

② 배변량을 늘리거나 변이 잘 나오게 하는 식이섬유를 섭취할 것

③ 유익균의 먹이 역할을 하는 올리고당을 섭취할 것

유산균이나 비피더스균은 요구르트나 낫토 같은 발효 식품에 들어있는데 아무래도 책상에서 먹기 쉬운 것은 요구르트이다. 고구마나 바나나와 함께 먹으면 식이섬유나 올리고당을 보충할 수 있다. 또 코코아는 리그닌이라는 특수한 식이섬유를 함유하여 장내 환경을 개선한다.

4

피로를 줄이는 간식

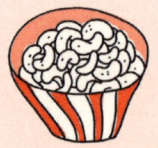 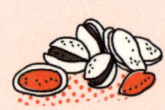 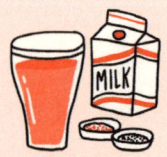

 피로를 느끼는 큰 원인은 몸 안에서 에너지를 잘 만들어내지 못하고, 당질이나 지질을 에너지로 바꾸는 데 필요한 비타민B군이 부족하기 때문이다. 비타민B군을 많이 함유하고 있는 식품이 바로 견과류이다. 칼로리는 높지만 지질이 많기 때문에 만족도가 높은 간식이다. 또 콩가루에도 당질의 대사를 돕는 비타민B1이 풍부하다. 비타민B2가 많은 우유와 콩가루를 섞은 콩가루 우유는 원기충전 음료로 최고이다.

● 캐슈너트 10알	100kcal, 단백질 3.4g, 당질 4g, 식이섬유 1.2g
● 피스타치오 30알	100kcal, 단백질 2.8g, 당질 2g, 식이섬유 0.5g
● 콩가루 우유 (우유 200㎖+ 콩가루 1큰 술+흑설탕 1큰 술)	200kcal 단백질 8.6g, 당질 18g, 식이섬유 0.9g

5

뇌를 활성화하는 간식

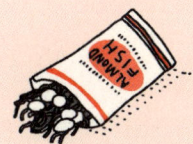 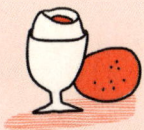 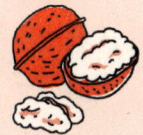

    뇌를 활성화하는 기름이나 비타민이 많이 든 식품이 바로 생선이다. 하지만 책상에서 생선을 먹기는 어려우니 먹기 좋게 작은 팩에 들어있는 아몬드 피시를 먹어보자. 최근에는 편의점 안주 코너에서 자주 볼 수 있다. 또한 달걀에는 뇌의 활성화에 필수적인 콜린이라는 성분이 많이 들어있다. 호두는 견과류 중에서도 뇌를 활성화하고 기억력을 높이는 오메가3가 특히 많다.

● 아몬드 피시 20g	100kcal, 단백질 7.7g, 당질 2g, 식이섬유 1.2g
● 삶은 달걀 1개	90kcal, 단백질 7.7g, 당질 0.2g, 식이섬유 0g
● 호두 2개 반 (5조각)	100kcal, 단백질 2.2g, 당질 0.6g, 식이섬유 1.1g

6
기분을
상쾌하게 하는 간식

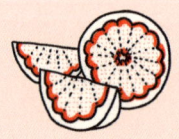 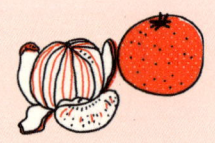 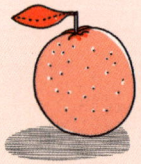

감귤계의 향에는 교감 신경을 자극하여 기분을 상쾌하게 하거나 혈행을 촉진하는 효과가 있다. 또 귤의 하얀 실 같은 부분인 귤락에는 헤스페리딘이라는 폴리페놀 성분이 들어있는데 혈류를 개선하는 효과가 있다. 기분이 축 처질 때나 앉아있는 상태에서 피가 통하지 않는 느낌이 들 때 간식으로 감귤류를 먹으면 좋다. 감귤류 향의 성분은 바깥쪽 껍질에 많이 들어있다. 껍질을 벗기면서 향을 마음껏 느껴보자.

● 그레이프프루트 (중) 1개	80kcal, 단백질 0.7g, 당질 7g, 식이섬유 1.3g
● 귤(중) 2개	70kcal, 단백질 1.1g, 당질 18g, 식이섬유 1.2g
● 오렌지 1개	60kcal, 단백질 1.5g, 당질 14g, 식이섬유 1.3g

7

염증을 가라앉히는 간식

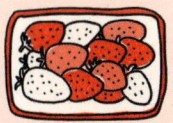 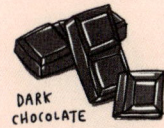 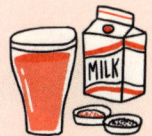

딸기 같은 베리류에는 항염증 작용을 하는 폴리페놀 성분이 들어있다. 딸기 외에 블루베리나 라즈베리, 블랙베리도 추천한다. 베리류는 저칼로리이기 때문에 많이 먹을 수 있는 간식이다. 다크초콜릿에 들어있는 폴리페놀에도 항염증 작용이 있어서 다크초콜릿을 자주 먹는 사람은 체내 염증도를 나타내는 CRP 수치가 낮다는 연구 결과도 있다. 말차에 들어있는 카테킨, 두유의 이소플라본에도 항염증 작용이 있다.

● 딸기 1팩	100kcal, 단백질 2.7g, 당질 21g, 식이섬유 4.1g
● 다크초콜릿 20g (카카오 함량 70%)	100kcal, 단백질 2g, 당질 8g, 식이섬유 2g
● 말차두유 (두유 200㎖+ 말차 1작은 술+ 메이플 시럽 1작은 술)	120kcal, 단백질 7.8g, 당질 10g, 식이섬유 1.2g

8

식욕을
억제하는 간식

 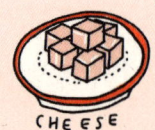 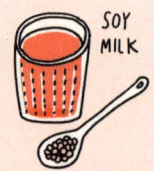

　필수 미네랄 중 하나인 크롬에는 식욕을 억제하는 효과가 있다. 많이 먹어도 전혀 문제없는 김에 크롬이 다량 함유되어 있다. 식욕을 억제하려면 단백질이 풍부한 식품이 효과적인데, 그중 치즈는 책상에서도 먹을 수 있고 지질도 많아 만족도가 높은 간식이다. 치즈에 구운 김을 말아 먹는 방법도 좋다. 두유도 단백질을 쉽게 섭취할 수 있는 식품이다. 조정 두유보다 무조정 두유에 단백질이 많다.

● 구운 김 (전지 김 1장)	6kcal, 단백질 1.2g, 당질 0.2g, 식이섬유 1.1g
● 6조각짜리 치즈 1개	60kcal, 단백질 4.1g, 당질 0.2g, 식이섬유 0g
● 두유(무조정) 200㎖	90kcal, 단백질 7.2g, 당질 6g, 식이섬유 0.4g

9

스트레스를 해소하는 간식

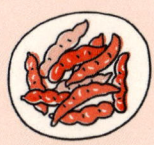 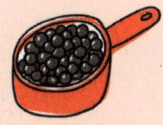 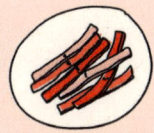

　스트레스가 쌓여 아무 생각 없이 과자를 우적우적 씹고 싶을 때 풋콩을 먹자. 한 그릇 가득 먹어도 하루 간식 권장량인 200kcal 정도이다. 단백질과 식이섬유가 풍부하고 스트레스에 대한 저항력을 기르는 데 필요한 비타민C도 함유되어 있다. 또 볶은 대두나 오징어처럼 식감이 있는 간식도 스트레스 해소에 좋다. 음식을 꼭꼭 씹으면 스트레스를 완화하는 세로토닌의 분비가 촉진된다.

● 꼬투리 달린 풋콩 양손 가득	70kcal, 단백질 6g, 당질 2g, 식이섬유 2.4g
● 볶은 대두 1/3컵	200kcal, 단백질 18.8g, 당질 7g, 식이섬유 9.7g
● 오징어 30g	100kcal, 단백질 20.8g, 당질 0.1g, 식이섬유 0g

10

부종을
없애는 간식

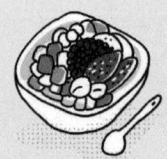 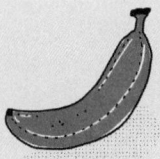

    미츠마메는 삶은 완두콩에 과일과 한천을 넣고 당밀을 뿌린 음식이다. 한천은 저칼로리이면서 식이섬유가 풍부해 다이어트에 좋은 식품이다. 과일 미츠마메는 한천 외에도 몸 안의 염분 배출을 돕는 칼륨이 함유된 과일이나 붉은 완두콩이 들어가기 때문에 부종을 제거하는 효과가 높다. 단, 통조림 과일은 당도가 높고 칼륨이 적기 때문에 생과일을 사용한 것이 좋다. 또 바나나는 과일 중에서 칼륨이 특히 많이 들어있다.

● 과일 미츠마메 한 그릇	100kcal, 단백질 1.2g, 당질 18g, 식이섬유 2.1g
● 바나나 1개	100kcal, 단백질 1.3g, 당질 25g, 식이섬유 1.3g

11

배가 든든한 간식

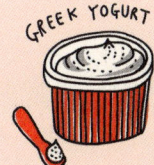 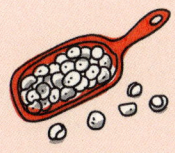

 최근 인기 있는 그릭 요구르트는 요구르트의 수분을 제거해 성분을 응축했기 때문에 진하고 묵직한 맛을 즐길 수 있다. 일반 요구르트에 비해 단백질이나 지질이 많아 만족도가 높고 배도 든든하다. 마카다미아는 견과류 중에서도 지질이 많고 몸에 좋은 기름인 올레인산이 많이 들어있다. 마카다미아 초콜릿은 3알까지가 적당하다.

● 그릭 요구르트 100g	100kcal, 단백질 9.9g, 당질 4g, 식이섬유 0g
● 마카다미아 7알	100kcal, 단백질 1.2g, 당질 0.7g, 식이섬유 0.9g

12

오후 8시 이후에
저녁을 먹는 사람의 간식

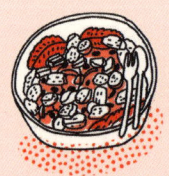 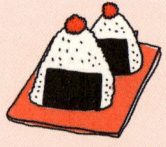 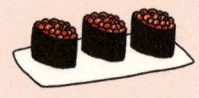

저녁 식사가 늦는 사람은 오후 5시경 가벼운 식사를 하는 것이 좋다. 특히 오후 8시 이후에 저녁을 먹는 사람은 헬시 스내킹 1회 간식량인 200kcal에 구애받지 말고 영양가 높고 건강한 간식을 조합해서 먹자. 특히 당질은 저녁 식사 때보다 이 타이밍에 먹으면 좋다. 주먹밥을 먹을 때는 연어나 참치 등 단백질이 들어있는 제품을 고른다. 그 대신 저녁 식사량은 줄여야 한다.

● 참치 샐러드 1팩	150kcal, 단백질 8.9g, 당질 7g, 식이섬유 1g
● 연어 주먹밥 1개	180kcal, 단백질 4.5g, 당질 37g, 식이섬유 0.7g
● 낫토 말이 1개	200kcal, 단백질 6g, 당질 36g, 식이섬유 1.8g

13
건강 스낵에
어울리는 음료

 간식을 여유 있게 먹고 기분 전환 삼아 마시는 음료는 기본적으로 무가당인 제품을 고른다.

● **커피**

 당질이 많은 간식을 먹을 때는 커피가 좋다. 커피에는 혈당치 상승을 방지하거나 대사와 지방 연소를 활발하게 하는 다이어트 효과가 있다. 커피를 자주 마시는 사람은 당뇨병이나 순환기계의 질병, 간암 등 일부 암에 걸릴 위험이 낮다. 또 커피에는 클로로겐산이라는 항산화 작용이 강한 폴리페놀이 풍부하다.

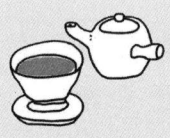 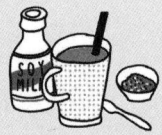

● **녹차, 말차**

녹차나 말차에는 카테킨이라는 폴리페놀의 일종이 들어있다. 카테킨은 항산화 작용이나 항균 작용 외에 염증을 억제하는 작용을 한다. 카테킨은 말차에 특히 더 풍부하다. 말차는 커피보다 카페인이 많아서 지방 연소 효과도 기대할 수 있다. 일반적으로 지방 연소라고 하면 우롱차를 떠올리기 쉬운데 커피나 녹차, 말차에도 지방 연소 효과가 있다.

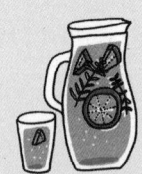

● **디톡스 워터**

최근에는 물에 과일이나 허브를 넣어 성분을 용출시킨 디톡스 워터가 인기이다. 레몬이나 민트 등 기분을 상쾌하게 만드는 향을 사용한 것이나 오이처럼 칼륨이 많은 식품을 넣은 것도 좋다. 다만, 과일이 들어있는 타입 중 당분이 다량 용출된 것도 있으니 단맛이 나는 제품은 많이 마시지 않도록 주의하자. 또 디톡스라는 의미에서 칼륨이 많은 옥수수차도 좋다.

14
디저트가 먹고 싶을 때 추천하는 간식

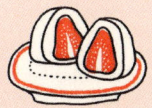  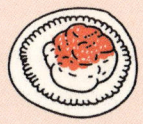 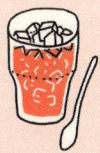

달콤한 디저트를 먹을 경우 과일이나 달걀, 우유를 사용한 식품을 고르면 비교적 건강하다. 예를 들어 딸기 찹쌀떡은 딸기를 사용한 만큼 일반 찹쌀떡보다 팥소가 적게 들어있기 때문에 당질이 줄어든다. 또 딸기의 비타민도 섭취할 수 있어 건강한 느낌이다. 푸딩이나 슈크림은 달걀과 우유가 사용되기 때문에 단백질을 섭취할 수 있고 당질이 비교적 적다는 장점이 있다. 그밖에 젤리도 비교적 당질이 적은 디저트이다. 그중에서도 커피 젤리는 저당질이다.

● 딸기 찹쌀떡 1개	180kcal, 단백질 3.7g, 당질 38.5g, 식이섬유 2g
● 푸딩 1개	130kcal, 단백질 5.7g, 당질 14.7g, 식이섬유 0g
● 슈크림 1개	180kcal, 단백질 4.7g, 당질 20.3g, 식이섬유 0.2g
● 커피 젤리 1개	70kcal, 단백질 1.7g, 당질 10.6g, 식이섬유 0g

15

번외 편 ①
술과 어울리는 안주

 맥주나 사케, 와인 같은 양조주에는 당질이 들어있다. 당질이 들어있는 술을 마실 때는 그만큼 안주나 식사의 당질을 줄여 균형을 맞추어야 한다. 소주나 위스키 등의 증류주에는 당질이 들어있지 않지만 알코올 자체에 칼로리가 있기 때문에 너무 많이 마시지는 않도록 한다.

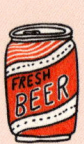 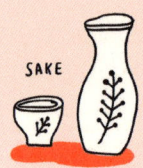 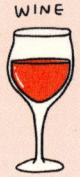

● 맥주 350㎖ 캔 1개	140kcal, 당질 10.9g
● 사케 100㎖	132kcal, 당질 6.5g
● 와인 한 잔	90kcal, 당질 5g

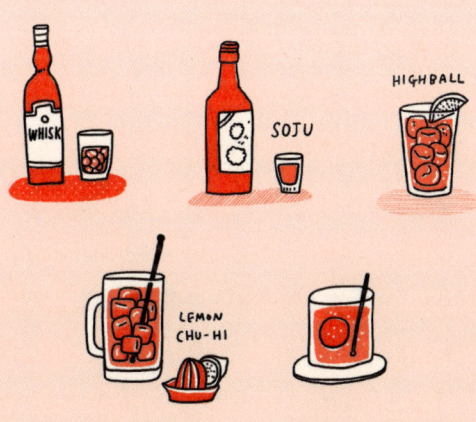

● 위스키 더블	140kcal, 당질 0g
● 소주(알코올 25도) 100㎖	141kcal, 당질 0g
● 하이볼 (위스키에 소다수를 넣은 음료) 맥주컵으로 한 잔	150kcal, 당질 0g
● 레몬 추하이(소주에 탄산수와 과즙을 넣은 음료) 맥주컵으로 한 잔	150kcal, 당질 0g
● 매실주 한 잔	120kcal, 당질 16.2g

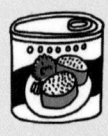 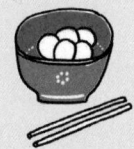

● **술의 대사를 촉진하는 추천 안주**

술의 대사에는 비타민B군이 많이 소비된다. 그래서 술안주는 비타민B군이 풍부한 단백질 식품이 좋다. 밖에서 마신다면 안주로 돼지고기나 어패류 요리가 좋다. 집에서 마실 때를 위해 냉장고에 준비해두면 좋은 안주는 고등어를 물에 익힌 고등어 미즈니 통조림, 다타미이와시(정어리 새끼를 펼쳐 말린 것), 메추리 알이다. 모두 비타민B군이 풍부하고 오래 보관할 수 있다. 고등어 미즈니 통조림은 올리브유와 소금, 후추를 뿌려 먹으면 서양식으로, 무즙 간장 소스와 먹으면 일본식으로 즐길 수 있다. 뚜껑을 열어 바로 먹을 수 있으니 편하고 영양 만점인 식재료이다. 최근에 편의점 술안주 코너에서 자주 볼 수 있는 메추리 알은 비타민B1이 풍부하다.

● 고등어 미즈니 통조림 1/2캔	170kcal, 단백질 18.8g, 당질 0.2g, 식이섬유 0g
● 메추리 알 5개	90kcal, 단백질 27.4g, 당질 0.4g, 식이섬유 0g

16

번외 편 ②
200kcal 분량의 과자와 디저트

과자나 디저트를 꼭 먹어야겠다면
200kcal 분량은 이 정도이다.

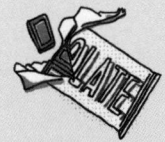
- 판 밀크초콜릿 3/4개

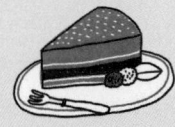
- 케이크 1/2개
  (약간 큰 것, 절반 정도가 200kcal)

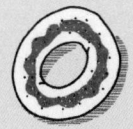
- 도넛 작은 것 1개

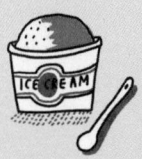
- 고지방 아이스크림 100g(작은 컵 1개 정도)

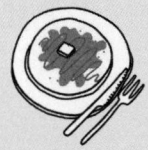
- 팬케이크 작은 것 1장

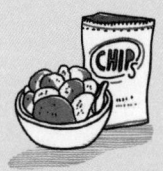
- 포테이토칩 1/2 봉지

화과자는 대체로 칼로리가 낮으며, 크기가 작은 것은 200kcal 이내이다. 하지만 단백질이나 지질이 적기 때문에 금방 배가 꺼진다. 어쨌든 과자나 디저트는 200kcal 정도만 먹어도 설탕을 과다 섭취하는 셈이기 때문에 매일 간식으로 먹는 것은 좋지 않다. 일주일에 한 번 정도만 즐기자.

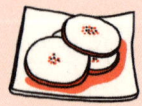
● 센베이 3개
  (손바닥 사이즈)

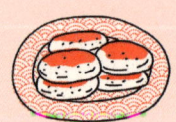
● 쿠키 3~4개
  (러시아 쿠키는
  1개에 200kcal 정도)

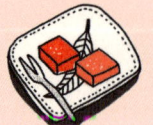
● 양갱 2조각

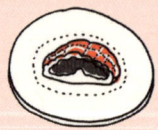
● 멜론 빵 1/2개
  (멜론 빵 중에서 큰 것은 600kcal
  정도인 것도 있으니 주의!)

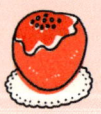
● 만주 1개
  (작은 것은 1개가 150kcal 정도)

우리는 에쿠올을 만들 수 있을까?

　여성의 갱년기 증상이나 골다공증 예방에는 대두 제품이 좋다고 한다. 대두에 들어있는 이소플라본이 몸 안에서 에쿠올이라는 물질이 되어 여성 호르몬과 비슷한 작용을 하기 때문이다.

　하지만 이소플라본을 섭취해도 몸 안에서 에쿠올을 만들 수 없는 사람도 있다. 서양에는 대두를 섭취하는 습관이 별로 없어서 에쿠올을 만들 수 있는 사람이 20~30%뿐이라고 한다. 대두를 자주 먹는 동양인 중에서도 절반 정도는 에쿠올을 만들지 못한다. 에쿠올을 만들 수 없는 사람은 대두 제품을 먹어도 갱년기 증상을 완화할 수 없다. 에쿠올이 생성되려면 장내 에쿠올 생성 세균이 있어야 한다.

　최근에는 간단한 키트로 에쿠올 생성이 가능한 체질인지 저렴하게 검사할 수 있다. 이렇게 음식과 체질의 관계를 과학적으로 해석하는 기술은 나날이 발전하고 있다. 건강에 염려되는 부분이 있다면 이런 새로운 측정 기준을 이용해보는 것도 좋다.

참고 문헌

Effects of meal frequency on weight loss and body composition: a meta-analysis
doi: 10.1093/nutrit/nuu017.

Appetitive, dietary and health effects of almonds consumed with meals or as snacks: a randomized, controlled trial
doi: 10.10138/ejcn.2013.184.

Effects of a healthier snack on snacking habits and glycated Hb(HbAlc): a 6-week intervention study.
doi: 10.1017/S0007114516004372.

Grapes of Wrath: The Angry Effects of Self-Control
doi: 10.1086/659377.

The office candy dish: proximity's influence on estimated and actual consumption.
doi: 10.1038/sj-ijo.0803217.

Proximity of snack to beverages increases food consumption in the workplace: A field study.
doi: 10.1016/j.appet.2016.04.025.

Which Foods May Be Addictive? The Roles of Processing, Fat Content, and Glycemic Load.
doi: 10.1371/journal.pone.0117959.

Low calorie dieting increases cortisol.
doi: 10.1097/PSY.0b013e3181d9523c.

Effect of low-fat diet interventions versus other diet interventions on long-term weight change in adults: a systematic review and meta-analysis.
doi: 10.1016/S2213-8587(15)00367-8.

Dietary intake of saturated fatty acids and incident stroke and coronary heart disease in Japanese communities: the JPHC Study.
doi: 10.1093/eurheartj/eht043.

Fruit and vegetable intake and risk of total cancer and cardiovascular disease: Japan Public Health Center-Based Prospective Study.
doi: 10.1093/aje/kwm263

A high-protein breakfast prevents body fat gain, through reductions in daily intake and hunger, in "Breakfast skipping" adolescents.
doi: 10.1002/oby.21185.

YEAR OF NO SUGAR: A Memoir EVE O. SCHAUB
식품 성분표 2016(7쇄) 조시에이요대학교 출판부
시간 영양학-시계 유전자와 식사의 리듬 조시에이요대학교 출판부

KI신서 7578
간식 다이어트

1판 1쇄 인쇄 2018년 7월 26일
1판 1쇄 발행 2018년 8월 7일

지은이 안나카 지에
펴낸이 김영곤 펴낸곳 (주)북이십일 21세기북스
실용출판팀장 김수연 책임편집 이보람
디자인 elephantswimming
일러스트 민효인
출판영업팀 최상호 한충희 최명열
출판마케팅팀 김홍선 최성환 배상현 이정인 신혜진 나은경
홍보기획팀 이혜연 최수아 김미임 박혜림 문소라 전효은 염진아 김선아
제작팀 이영민

출판등록 2000년 5월 6일 제406-2003-061호
주소 (10881) 경기도 파주시 회동길 201(문발동)
대표전화 031-955-2100 팩스 031-955-2151 이메일 book21@book21.co.kr

(주)북이십일 경계를 허무는 콘텐츠 리더
21세기북스 채널에서 도서 정보와 다양한 영상자료, 이벤트를 만나세요!
장강명, 요조가 진행하는 팟캐스트 말랑한 책 수다 <책, 이게 뭐라고>
페이스북 facebook.com/21cbooks **블로그** b.book21.com
인스타그램 instagram.com/book_twentyone **홈페이지** www.book21.com

ⓒ 안나카 지에, 2017

ISBN 978-89-509-7625-5 13690

책값은 뒤표지에 있습니다.
이 책 내용의 일부 또는 전부를 재사용하려면 반드시 (주)북이십일의 동의를 얻어야 합니다.
잘못 만들어진 책은 구입하신 서점에서 교환해드립니다.